高职高专药学类专业实训教材

药物化学实用技术实训

主 编 宋海南 刘修树
副主编 张 勇 许玉芳

参编人员(以姓氏笔画为序)
王 蓉(亳州职业技术学院)
刘修树(合肥职业技术学院)
许玉芳(安徽医学高等专科学校)
余 健(合肥立方药业诚志生物)
张 立(安庆医药高等专科学校)
张 勇(皖北卫生职业学院)
宋海南(安徽医学高等专科学校)
郑 杰(滁州城市学院)
盛文文(皖西卫生职业学院)
戴淑娟(安徽医学高等专科学校)

东南大学出版社
SOUTHEAST UNIVERSITY PRESS
·南京·

内 容 简 介

本书是安徽省 A 联盟医药卫生类专业协作组组织编写的系列实训教材之一,是在结合编者多年教改和教学经验的基础上编写的。

本课程是将相互具有一定内在联系的有机化学和药物化学两门课程的实验实训课合并,使其自成体系,单独设课,单独记分,统一安排教学内容,使内容有一定的连贯性及渐进性,避免了重复,节省了课时。本书实验实训操作均采取实拍,以图表与文字对应的说明书式呈现,便于学生学习。

全书共分 3 个教学模块,第一部分为基本知识、要求和标本技能操作(共有 7 个任务),第二部分为有机物及药物重要性质与鉴定实训(共有 9 个任务),第三部分为药物合成的应用与综合实训(共有 8 个任务)。在编写过程中力求体现高等职业教育的特点,严格贯彻专业培养目标,强调基本理论知识和实践技能。

本书(案例版)供高职高专药学类、生物技术类的各专业学生使用,也可作为相关专业函授学生的自修用书。

图书在版编目(CIP)数据

药物化学实用技术实训 / 宋海南,刘修树主编. —南京:
东南大学出版社,2013.5(2024.7重印)

高职高专药学类专业实训教材 / 王润霞主编

ISBN 978 - 7 - 5641 - 4293 - 3

Ⅰ. ①药…　Ⅱ. ①宋… ②刘…　Ⅲ. ①药物化学—高
等职业教育—教材　Ⅳ. ①R914

中国版本图书馆 CIP 数据核字(2013)第 125581 号

药物化学实用技术实训

出版发行	东南大学出版社
出 版 人	江建中
社　　址	南京市四牌楼 2 号
邮　　编	210096
经　　销	江苏省新华书店
印　　刷	广东虎彩云印刷有限公司
开　　本	787 mm×1 092 mm　1/16
印　　张	11.75
字　　数	295 千字
版　　次	2013 年 6 月第 1 版　2024 年 7 月第 4 次印刷
书　　号	ISBN 978 - 7 - 5641 - 4293 - 3
定　　价	38.00 元

＊本社图书若有印装质量问题,请直接与营销部联系,电话:025—83791830。

高职高专药学类专业实训教材编审委员会
成 员 名 单

序

《教育部关于十二五职业教育教材建设的若干意见》【教职成(2012)】9号文中指出:"加强教材建设是提高职业教育人才培养质量的关键环节,职业教育教材是全面实施素质教育,按照德育为先、能力为重、全面发展、系统培养的要求,培养学生职业道德、职业技能、就业创业和继续学习能力的重要载体。加强教材建设是深化职业教育教学改革的有效途径,推进人才培养模式改革的重要条件,推动中高职协调发展的基础工程,对促进现代化职业教育体系建设、切实提高职业教育人才培养质量具有十分重要的作用。"按照教育部的指示精神,在安徽省教育厅的领导下,安徽省示范性高等职业技术院校合作委员会(A联盟)医药卫生类专业协作组组织全省10余所有关院校编写了《高职高专药学类实训系列教材》(共16本)和《高职高专护理类实训系列教材》(13)本,旨在改革高职高专药学类专业和护理类专业人才培养模式,加强对学生实践能力和职业技能的培养,使学生毕业后能够很快地适应生产岗位和护理岗位的工作。

这两套实训教材的共同特点是:

1. 吸收了相关行业企业人员参加编写,体现行业发展要求,与职业标准和岗位要求对接,行业特点鲜明。

2. 根据生产企业典型产品的生产流程设计实验项目。每个项目的选取严格参照职业岗位标准,每个项目在实施过程中模拟职场化。护理专业实训分基础护理和专业护理,每项护理操作严格按照护理操作规程进行。

3. 每个项目以某一操作技术为核心,以基础技能和拓展技能为依托,整合教学内容,使内容编排有利于实施以项目导向为引领的实训教学改革,从而强化了学生的职业能力和自主学习能力。

4. 每本书在编写过程中,为了实现理论与实践有效地结合,使之更具有实践性,还邀请深度合作的制药公司、药物研究所、药物试验基地和具有丰富临床护理经验的行业专家参加指导和编写。

5. 这两套实训教材融合实训要求和岗位标准使之一体化，"教、学、做"相结合。在具体安排实训时，可根据各个学校的教学条件灵活采用书中体验式教学模式组织实训教学，使学生在"做中学"，在"学中做"；也可按照实训操作任务，以案例式教学模式组织教学。

成功组织出版这两套教材是我们通过编写教材促进高职教育改革、提高教学质量的一次尝试，也是安徽省高职教育分类管理和抱团发展的一项改革成果。我相信通过这次教材的出版将会大大推动高职教育改革，提高实训质量，提高教师的实训水平。由于编写成套的实训教材是我们的首次尝试，一定存在许多不足之处，希望使用这两套实训教材的广大师生和读者给予批评指正，我们会根据读者的意见和行业发展的需要及时组织修订，不断提高教材质量。

在教材编写过程中，安徽省教育厅的领导给予了具体指导和帮助，A联盟成员各学校及其他兄弟院校、东南大学出版社都给予大力支持，在此一并表示诚挚的谢意。

安徽省示范性高等职业技术院校合作委员会

医药卫生协作组

前　言

　　《药物化学实用技术》是安徽省 A 联盟医药卫生类专业协作组组织编写的系列实训教材之一。本课程是将相互具有一定内在联系的有机化学和药物化学两门课程的实验实训课合并，使其自成体系，单独设课，单独记分，统一安排教学内容，使内容有一定的连贯性及渐进性，避免了重复，节省了课时。与国内其他实训教材相比，本实训教材的特色有：

　　1. 以学生为主体，体现三融合（校企融合、理论实践融合、课程岗位融合）、三贴近（贴近学生实际、贴近教学实际、贴近行业实际）。

　　2. 实验实训操作采取实拍、图表与文字对应的说明书式。呈现形式生动活泼，便于学生学习。

　　3. 教学内容模块化。即依据实验实训流程设计的基础训练模块，依据原料药制备过程设计的药物合成模块，依据药品鉴定过程而设计的药物检验模块，为提高教学内容的实用性和学生可持续发展的需要，将必备的理论与实践知识渗透到三个模块的教学中，每个模块教学内容均是由简单到复杂，先单项实训、后综合实训，由易到难，由浅入深，循序渐进。

　　全书内容按 68 学时编写，含 24 个实训任务。可供全日制高职高专药学类各专业学生使用，各任务后附有思考题及操作考核标准。各校教师在使用时，可根据本校具体情况酌情选用。

　　本书由宋海南、刘修树主编，参加编写的有（按章节顺序排列）：宋海南、余健（前言、说明、任务一），盛文文（任务二、任务五），刘修树（任务三、任务四、任务六），张立（任务七），郑杰（任务八），张勇（任务九、任务十、任务十一），戴淑娟（任务十二、任务十四），王蓉（任务十三、任务十五、任务十六），许玉芳（任务十七、任务十八、任务十九、任务二十），宋海南（任务二十一、任务二十二、任务二十三、任务二十四）。全书由参编者互阅、讨论、修改，最后由宋海南通读、统稿后定稿。

　　本书编写时参考了部分已出版的教材和有关著作，从中借鉴了许多有益的内容，在此谨向有关作者和出版社表示感谢。

　　鉴于编者的水平和能力有限，虽经努力并多次修改，但书中难免存在错误和不妥之处，敬请专家和同行以及使用本教材的老师和同学们批评指正。

宋海南　刘修树

2013 年 4 月

目 录

第一部分　基本知识、要求和基本技能操作

任务一　有机化学及药物化学实训的一般知识介绍及仪器的清洗和认领

（3 学时）

【有机化学及药物化学实训一般知识介绍及仪器的清洗和认领实训预习提要】

专业、班级＿＿＿＿＿＿＿　学号＿＿＿＿＿＿＿　姓名＿＿＿＿＿＿＿

日期＿＿＿＿＿＿＿　　成绩＿＿＿＿＿＿＿　指导教师签字＿＿＿＿＿＿＿

1. 进入实验室有哪些基本要求？

2. 标准接口玻璃仪器的使用需要注意哪些问题？

3. 酒精灯在使用中应注意什么？

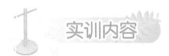

实训目的

1. 使学生明白进入《药物化学实用技术》实训学习,须阅读有机化学及药物化学实训一般的知识内容及安全是实训基本要求。

2. 学会仪器的清点和实训常用操作技术。

实训内容

一、实训要求

1. 每次实训前,学生必须预习好实训内容,了解实训原理,实训课认真听教师讲解;掌握操作步骤,熟悉所有仪器的使用方法。

2. 自觉遵守课堂纪律,不迟到,不早退。养成文明习惯,不大声喧哗,不随地吐痰。

3. 学生进入实训室要在指定的实训台进行实训。首先清点所需用的仪器、设备是否齐全;若不齐全,要找实验员备全。准确核对所用试剂药品名称及试剂溶液的浓度。

4. 严格遵守操作步骤进行实训,谨慎、妥善地处理腐蚀性药品和易燃、有毒物质,实训进行时不得擅自离开操作岗位。在实训记录本上,要真实记录实训数据,仔细观察实训现象;实训中发现问题,应认真思考,不能解决时,请示指导教师。操作时所用的剩液、滤纸、火柴杆等物不能随意丢弃,要按照规定放在废物缸内。

5. 要爱护公物和仪器设备,注意节约试剂和水电,实训室里的一切物品不得携出室外。如有损坏仪器要报告教师,办理登记换领手续。

6. 实训结束后,把所用试剂瓶及所用的一切设备、仪器放回原处。实训台面、实训室内要保持整洁,打扫实训室责任到人;按老师要求按时写好实训报告。

7. 离开实训室时,对实训所用电、水、气的开关仔细检查关闭好,实训记录经老师签字后方可离开实训室。

二、试剂的使用规则及基本知识

1. **试剂的使用规则**　各种试剂均装在玻璃试剂瓶内,盖好瓶盖。瓶上标签写明试剂名称,液体试剂标明浓度,使用时应注意:

(1) 使用试剂时要看清楚试剂名称和所标明的浓度,防止用错。

(2) 从试剂瓶中取出的试剂不准送回原试剂瓶中,以免污染试剂。

(3) 试剂瓶上的滴管不能乱插乱放,防止污染试剂或改变试剂浓度。

(4) 取用固体试剂时,用干燥清洁的药匙。

(5) 对公用的各种试剂瓶放在固定位置,不得随意移动。

2. 试剂的基本知识　化学试剂(chemical regent)是进行化学研究、成分分析的相对标准物质,用于物质的合成、分离、定性和定量分析,广泛应用于工业、农业、医疗卫生、生命科学、生物技术、检验检疫、环境保护、能源开发、国防军工、科学研究和国民经济的各行各业。

我国的试剂规格按纯度(杂质含量的多少)划分,共有高纯、光谱纯、基准、分光纯、优级纯、分析纯和化学纯等 7 种。国家和主管部门颁布质量指标的主要是优级纯、分析纯和化学纯等 3 种。具体分述如下:

(1) 优级纯(GR):又称一级品或保证试剂,99.8%,这种试剂纯度最高,杂质含量最低,适合于重要精密的分析工作和科学研究工作,使用绿色瓶签。

(2) 分析纯(AR):又称二级试剂,纯度很高,99.7%,略次于优级纯,适合于重要分析及一般研究工作,使用红色瓶签。

(3) 化学纯(CP):又称三级试剂,≥99.5%,纯度与分析纯相差较大,适用于工矿、学校一般分析工作,使用蓝色(深蓝色)标签。

(4) 实验试剂(LR):又称四级试剂,纯度较差,杂质含量不做选择,只适用于一般化学实验和合成制备,不能用于分析工作。

除了上述四个级别外,目前市场上尚有基准试剂(PT)(专门作为基准物用,可直接配制标准溶液)和光谱纯试剂(SP)(表示光谱纯净,但由于有机物在光谱上显示不出,所以有时主成分达不到 99.9% 以上,使用时必须注意,特别是作基准物时,必须进行标定)。

纯度远高于优级纯的试剂叫做高纯试剂(≥99.99%)。高纯试剂是在通用试剂基础上发展起来的,它是为了专门的使用目的而用特殊方法生产的纯度最高的试剂。它的杂质含量要比优级试剂低 2 个、3 个、4 个或更多个数量级。因此,高纯试剂特别适用于一些痕量分析,而通常的优级纯试剂就达不到这种精密分析的要求。如原子吸收光谱纯级试剂(AA Pure Grade),绝大多数杂质元素含量低于 10 ppb(10 亿分之 10),适合原子吸收光谱仪(AA)日常分析工作。

三、实训室安全规则

1. 易燃药品应远离火源,用毕立即盖紧。如乙醚、苯、乙醇等引起着火时,应立即用消火器或湿布、细砂等扑灭(切勿用水);低沸点的有机溶剂,不得在火焰上直接加热;必须加热时,可在水浴中进行。

2. 注意实训室内空气流畅,一切产生有毒气体或有恶臭物质的实验,都应在通风橱或通风处进行。

3. 进入实训室必须穿实验工作服。

4. 水、电、酒精灯使用完毕应立即关闭。

5. 实训室内严禁饮食、吸烟。实训完毕必须洗净双手。

6. 绝不容许任意混合化学药品,以免发生意外事故。

7. 使用电器设备要严防触电,切忌用湿手触摸电器。发现仪器漏电时,立即报告并停止使用。万一发生触电事故,应立即关闭电源并用干木棍将导线挑离被电者身体;对呼吸停止者,应立即进行人工呼吸,并及时送医院抢救。

8. 强酸强碱液体具有强腐蚀性,切勿使其溅在皮肤或衣物上,更不能溅入眼睛。稀释时(特别是浓硫酸),应将它们慢慢注入水中,并不断搅拌,而不能相反进行,以避免迸溅。

9. 强酸强碱液体或剧毒液体,不得用口经吸量管吸取,必须使用橡皮球。万一不慎吸入口内或沾及皮肤,应立即用清水多次漱口或局部冲洗。若为强碱灼伤,水洗后可用5%硼酸溶液(或2%的醋酸)清洗,眼睛用饱和硼酸清洗;若为强酸灼伤,水洗后可用5%碳酸氢钠溶液(或稀氨水、肥皂水)清洗。最后用水把剩余的酸或碱洗净。严重灼伤者,应立即将残留在身体上的液体轻轻冲洗后,送医务部门处理。

10. 如有烫伤,可用高锰酸钾或苦味酸溶液涂擦烫伤处,再涂上烫伤软膏。如有烧伤,轻者可用甘油、鸡蛋清或烧伤油膏涂擦。

11. 如遇创伤,应立即用75%乙醇擦洗伤口,再涂上红汞药水,必要时敷用消炎粉或消炎膏,用创可贴敷盖,如伤口较大时,立即送医务室处理。

12. 如实训室发生燃烧事故,首先关闭火源和电源,速将可燃物移开,同时立即报告指导教师,进行紧急处理,严防火势蔓延。必须保持镇静,不要慌乱。若衣服着火,可用麻袋裹灭,或倒在地上滚灭,切勿跑跳。

13. 使用过的强酸强碱残液,应倒入指定的容器,不要直接倒入水池内,以免蚀损水管;若少量残液已倒入池内,应立即放水冲稀流走。

在实训时间内必须严肃认真,重视实训室的安全,加强责任心,严格遵守必要的操作规程,预防和避免事故的发生。

四、标准接口玻璃仪器简介

1. **概述** 标准接口玻璃仪器是具有标准化磨口或磨塞的玻璃仪器。由于仪器口塞尺寸的标准化、系统化、磨砂密合,凡属于同类规格的接口,均可任意连接,各部件能组装成各种配套仪器。编号不同的磨口不可以直接相连,但借助于两端不同编号的磨口接头(变径)则可使之连接,通常用两个数字表示变径的大小,如接头14×19,表示该接头的一端为14号磨口,另一端为19号磨口。半微量仪器一般为10号和14号磨口,常量仪器磨口为19号以上。

使用标准接口玻璃仪器,既可免去配塞子的麻烦手续,又能避免反应物或产物被塞子玷污的危险,口塞磨砂性能良好,使密合性可达较高真空度,对蒸馏尤其减压蒸馏有利,对于毒物或挥发性液体的实验较为安全。标准接口玻璃仪器,均按国际通用的技术标准制造,当某个部件损坏时,可以选购。

标准接口仪器的每个部件在其口塞的上或下显著部位均具有烤印的白色标志,表明规格。常用的有10,12,14,16,19,24,29,34,40等。

有的标准接口玻璃仪器有两个数字,如24/29,24表示磨口大端的直径为24 mm,29表示磨口的高度为29 mm。

2. 有机化学及药物化学常用标准接口玻璃仪器　见图 1-1。

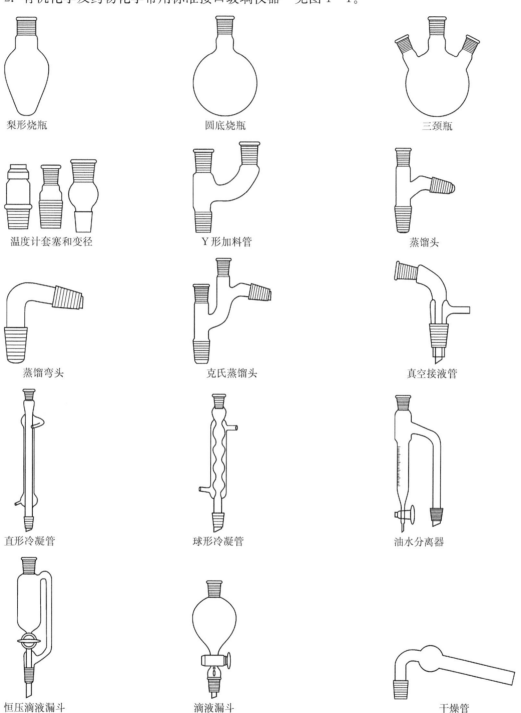

梨形烧瓶　　　　　　　圆底烧瓶　　　　　　　三颈瓶

温度计套塞和变径　　　Y 形加料管　　　　　　蒸馏头

蒸馏弯头　　　　　　　克氏蒸馏头　　　　　　真空接液管

直形冷凝管　　　　　　球形冷凝管　　　　　　油水分离器

恒压滴液漏斗　　　　　滴液漏斗　　　　　　　干燥管

图 1-1　有机化学及药物化学常用标准接口玻璃仪器

3. 标准接口玻璃仪器使用注意事项

（1）磨口塞应经常保持清洁，使用前宜用软布揩拭干净，但不能附上棉絮。

（2）使用前在磨砂口塞表面涂以少量凡士林或真空油脂，以增强磨砂口的密合性，避免磨面的相互磨损，同时也便于接口的装拆。

（3）装配时，把磨口和磨塞轻轻地对旋连接，不宜用力过猛。但不能装得太紧，只要达到润滑密闭要求即可。

（4）用后应立即拆卸洗净。否则，对接处常会粘牢，以致拆卸困难。

（5）装拆时应注意相对的角度，不能在角度偏差时进行硬性装拆，否则极易造成破损。

（6）磨口套管和磨塞应该是由同种玻璃制成的。

五、实训常用操作技术

（一）仪器的清洗

实训室经常使用各种玻璃仪器，这些仪器是否干净，常常影响到结果的准确性。洗涤玻璃仪器的方法很多，应根据实验的要求、污物的性质和脏污的程度来选用。洗刷仪器时，应首先将手洗净，免得手上的油污附在仪器上，增加洗刷的困难。一般说来，附着在仪器上的污物既有可溶性物质，也有尘土和其他不溶性物质，还有油污和有机物质。针对这种情况，可以分别采用下列洗涤方法：

1. 用水刷洗　一般的玻璃仪器，如烧杯、烧瓶、锥形瓶、试管等，可以用毛刷从外到里用水刷洗，这样可刷洗掉水可溶性物质、部分不溶性物质和灰尘；若有油污等有机物，可用一定浓度的洗洁精水溶液浸泡一定时间后，再用蘸有洗涤剂的毛刷擦洗，然后用自来水冲洗干净，最后用纯化水润洗内壁2～3次。洗净的玻璃仪器内壁应能被水均匀地润湿而无水的条纹，且不挂水珠。常使用磨口的玻璃仪器，洗刷时应注意保护磨口。

2. 用铬酸洗液洗　这种洗液是由等体积的浓硫酸和饱和的重铬酸钾溶液配制成的，具有很强的氧化性，对有机物和油污的去污能力特别强。在进行精确的定量实验时，往往遇到一些口小、管细的仪器很难用上述的方法洗涤，就可用铬酸洗液来洗。

通常将重铬酸钾洗液倒入或吸入容器内浸泡2～24小时后，把容器内的洗液倒入贮存瓶中备用，再用自来水冲洗和去离子水润洗。洗净的玻璃仪器内壁应能被水均匀地润湿而无水的条纹，且不挂水珠。对于长期不用的和新购回的玻璃仪器，应先用水刷洗，洗去水可溶性物质、部分不溶性物质和灰尘，晾干后，再用重铬酸钾洗液洗涤。

3. 特殊物质的去除　应该根据沾在器壁上的这种物质的性质，对症下药，采用适当的药品来处理它。例如沾在器壁上的二氧化锰用浓盐酸处理时，就很容易除去。凡是已洗净的仪器，决不能再用布或纸去擦拭，以免布或纸的纤维留在器壁上而污染仪器。

4. 实际应用举例　新购玻璃仪器：因表面附有碱质，先用肥皂水刷洗，然后用流水冲净后，浸泡于1％～2％盐酸中过夜，再用流水冲洗，最后用蒸馏水冲洗2～3次，干燥备用。使用过的玻璃仪器：①一般玻璃仪器，如试管、烧杯、锥形瓶等，先用自来水刷洗，后用肥皂水或去污粉刷洗；再用自来水反复冲洗，去尽肥皂水或去污粉，最后用蒸馏水淋洗2～3次，干燥备用。②容量分析仪器，如吸量管、滴定管、容量瓶等，先用自来水冲洗，待沥干后，再用铬酸洗液浸泡数小时；然后用自来水充分冲洗，最后用蒸馏水淋洗2～3次，干燥备用。③比色杯，用毕立即用自来水反复冲洗。洗不净时，用盐酸或适当溶剂冲洗，再用自来水冲洗。避免用碱液或强氧化剂清洗，切忌用试管刷或粗糙布(纸)擦拭。

（二）仪器的干燥

1. 加热烘干　洗净的仪器控去水分，放在烘箱内烘干，烘箱温度为105～110℃，烘1小时左右。也可以放在红外灯干燥箱中烘干。应先尽量把水倒干，然后放进去烘。一些常用的烧杯、蒸发皿可置于石棉网上用小火烤干。试管可以直接用火烤干，但必须把试管口向下，以免水珠倒流炸裂试管。不断来回移动试管，烤到不见水珠后，将管口朝上，赶尽水气。

2. 晾干和吹干　不急等用的仪器在洗净后就可以放置于干燥处，任其自然晾干。带有刻度的计量仪器，不能用加热的方法进行干燥，因为它会影响仪器的精密度。我们可以加一些容易挥发的有机溶剂(最常用的是乙醇或乙醇与丙酮按体积比1：1的混合物)到已洗净的仪器中去倾斜并转动仪器，使器壁上的水与这些有机溶剂互相溶解混合，然后倒出。少量残留在仪器中的混合物，很快就挥发而干燥。若用吹风机(图1-2)，则干得更快。

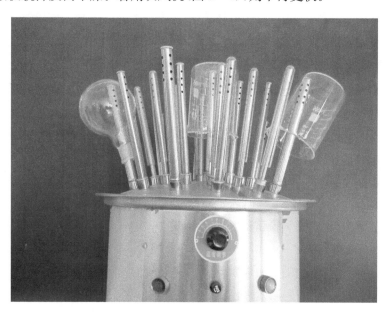

图1-2　吹风机

（三）化学试剂的取用

1. 从滴瓶取出液体试剂，要用滴瓶中的滴管，吸有液体的滴管不能倒置，不能与接收器的器壁接触，不能吸取其他液体，滴管使用完毕，应立即插回原来的滴瓶中。取用细口瓶中的流体试剂时,先将瓶塞取下,仰放于桌面上,手握住试剂瓶贴标签的一面,逐渐倾斜瓶子,让试剂沿着器壁或玻棒流入容器。取用完毕后,将试剂瓶口在容器上靠一下,再逐渐端起瓶子,以免遗留在瓶口的液滴流到瓶子外壁,塞上瓶塞,注意不要盖错。

2. 定量取用液体试剂时,要根据要求选用量筒或移液管。

（四）固体试剂的取用

1. 用干净、干燥的药匙取试剂。每种试剂专用一个药匙,并保持其干燥洁净。否则每次用后,须将药匙洗净,擦干净后才能取用其他试剂。

2. 试剂取完后应立即盖紧瓶盖,并将试剂瓶放回原处,注意不要盖错盖子。

3. 往未干燥的试管中加入固体试剂时,或将试管倾斜至水平,然后把药品放在药匙里或对折的纸槽内,伸进试管约 2/3 处倒入。如果是块状固体,应将试管倾斜,使固体沿管壁慢慢滑下,以免碰破管底。

（五）溶液的混匀

样品与试剂的混匀是保证化学反应充分进行的一种有效措施。为使反应体系内各物质迅速地互相接触,必须借助于外加的机械作用。混匀时需防止容器内液体溅出或被污染。严禁用手指直接堵塞试管口或锥形瓶口振荡。混匀的方式大致有下面几种,可随使用的器皿和液体容量而选用。

1. 旋转混匀法　用手持容器,使溶液作离心旋转。该法适用于未盛满液体的试管或小口器皿,如锥形瓶。旋转试管时宜用手腕旋转。

2. 指弹混匀法　用手持容器,手腕用力前后摇动使内容物混匀。还可用左手持试管上端,用右手指轻轻弹动试管下部,使管内溶液作旋涡运动;或用左手持试管上端,在左手掌上打击的方法以混匀内容物。

3. 颠倒混匀法　适用于有塞的容量瓶及有塞试管内容物的混匀。一般试管内容物混匀时可用聚乙烯等薄膜封口,再用手按住管口颠倒混匀。

4. 吸量管混匀法　用吸量管将溶液反复吸放数次,使溶液充分混匀。

5. 玻棒搅动法　适用于烧杯、量筒内容物的混匀,如固体试剂的溶解和混匀。

其他尚有电磁搅拌混匀法和振荡器混匀法等。

（六）酒精灯灭菌使用技术

酒精灯是目前实训室常用的低中温加热及灼烧灭菌工具。

正确安全使用酒精灯,应注意以下几点:

1. 正常情况下,酒精灯是乙醇的气体在燃烧,故灯芯通常不会消耗太快,若是发现灯芯消耗太快就要调整灯芯裸露在外的长度,使它缩短;因燃烧时热焰会往上升,灯芯过长时,在顶端的棉线因受到位于其下方的棉线蒸发出的蒸气燃烧的火焰高温的影响而被点燃;另外酒精灯的灯芯过长时燃烧的火焰会产生黄火的状况,易在被灼烧物的外壁沉积黑色的炭灰,且焰温也会降低。

2. 熄灭灯焰时要将盖子由火焰的侧面盖上,以免由上方盖上时被灼伤,同时也可避免在盖内累积太多的热量。盖子盖上后要尽量密合,以防止灯内的乙醇在灯头处尚有余温的情形下挥发太快。酒精灯在长时间不用时也应将灯内的乙醇倒出,储存在密闭的玻璃容器中。

3. 酒精灯不用时切记盖子一定要盖上,只有在欲点火时盖子才应打开。因为任何时候移去盖子乙醇就持续挥发,若是酒精灯周围通风不良,挥发的气体会累积在酒精灯的周围,点火时很容易产生气爆现象而遭火焰灼伤。

4. 酒精灯的玻璃部分有任何的裂痕时都不可继续使用,应立即更换。

5. 酒精灯不小心打翻时,只需以湿抹布由火的侧方滑上掩盖住泼洒的范围即可灭火。或是以自身为准,由内往外从火的侧方盖下,切莫由正上方往下盖,以免灼伤自己。火焰扑灭后,应立即将门窗打开,尽快使空气中的乙醇蒸气吹散,勿在其周围点火。

实训思考

1. 不同的化学试剂的用途有何不同?

2. 在洗涤玻璃仪器的过程中,有哪些是需要注意的? 如果有用水难以清洗干净的玻璃仪器,可以采取哪些方法进行清洗?

【玻璃仪器的清洗和认领实训评分标准】

班级：　　　　　姓名：　　　　　学号：　　　　　得分：

测试项目		指标分值	测评标准				项目得分
			完全达到	基本达到	部分达到	少量达到	
1	试剂基本知识	5	1. 认识化学试剂的不同分类 2. 认识不同等级化学试剂的缩写				
2	仪器使用	40	1. 认识各种标准接口玻璃仪器以及仪器的使用过程中的注意事项 2. 学会常规玻璃仪器的清洗,了解不同的玻璃仪器的不同清洗方法 3. 掌握仪器干燥的方法,学会使用电烘箱				
3	试剂取用	40	1. 液体试剂的取用,注意胶头滴管的使用方法和浓溶液的稀释原则 2. 固体试剂的取用,注意不同颗粒大小的固体试剂取用的方法中的细微差别 3. 了解溶液混匀的方法,掌握常规溶液混匀的方法				
4	酒精灯使用	5	掌握酒精灯的使用,以及对酒精灯灯芯的长短的判断和加入酒精的规则				
5	实训态度	5	1. 实事求是的科学实训作风 2. 遵守实训规章制度、安全守则 3. 实验服保持清洁,认真操作,不高声谈笑				
6	实训习惯	5	1. 台面整洁、仪器摆放有序,爱护仪器、节约试剂 2. 操作规范,有条不紊,实训报告书写规范 3. 实训结束,能很好地做好收尾工作				
总分							

测试时间：　　年　　月　　日　　考评教师：

任务二 无水乙醇的制备

（4学时）

【无水乙醇的制备实训预习】

专业、班级_____ 姓名_____ 学号_____

日期_____ 成绩_____ 指导教师签字_____

1. 微量法测定沸点的原理是什么？

2. 微量法沸点测定操作中,如何准确判断沸腾现象及相关温度？连续气泡溢出与气泡回缩的关键是什么？

3. 蒸馏装置的摆放顺序有何要求？

实训目标

1. 了解微量法测定沸点的原理和方法。
2. 了解氧化钙法制备无水乙醇的原理和方法。
3. 熟练掌握回流、蒸馏装置的安装和使用方法。

实训内容

一、实训原理

1. 微量法测定沸点的原理　微量法测沸点可用图 2-1 所示装置。沸点管有内外两管,内管是长约 5 cm、一端封闭、内径为 1 mm 的毛细管;外管是长 7~8 cm、一端封闭、内径为 4~5 mm 的小玻璃管。

取 3~4 滴待测样品滴入沸点管的外管中,将内管开口向下插入外管中,然后用橡皮圈把沸点管固定在温度计旁,使装样品的部分位于温度计水银球的中部,将温度计装入开口塞中,然后将其插入热浴中加热。若用 b 形管加热,则应调节温度计的位置使水银球位于上下两叉管中间;若用烧杯加热,则为了加热均匀,需要不断搅拌。

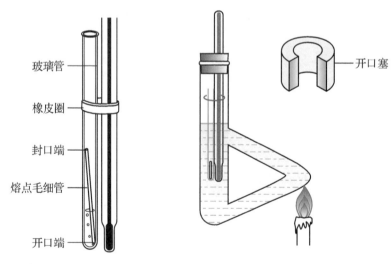

玻璃管
橡皮圈
封口端
熔点毛细管
开口端

开口塞

(a) 沸点管附着在温度计上的位置　　　　(b) b 形管测沸点装置

图 2-1　微量法沸点测定装置

装置安装完毕后,开始加热,随着温度的升高,由于气体受热膨胀,内管中很快会有小气泡缓缓地从液体中逸出。当温度升到比沸点稍高时,管内将有一连串的气泡快速逸出,此时停止加热。随着浴液温度的降低,气泡逸出的速度渐渐减慢。当气泡不再冒出而液体刚要进入沸点内管(即最后一个气泡刚要缩回毛细管)时,立即记下温度计上的温度,即为该液体的沸点。每支毛细管只可用于一次测定,一个样品测定需重复 2～3 次,测得平行数据差应不超过 1℃。

2. 常压蒸馏原理　蒸馏是将液体加热至沸腾,使液体变为蒸气,然后使蒸气冷却再凝结为液体,这两个过程的联合操作称为蒸馏。蒸馏可将易挥发和不易挥发的物质分离开来,也可以将沸点不同的液体混合物分离开来。

液体的蒸气压只与体系的温度有关,而与体系中存在的液体和蒸气的绝对量无关。当液体化合物受热时,其蒸气压随温度的升高而增大,当液面蒸气压增大到与外界大气压相等时,就有大量气泡从液体内部逸出,即液体沸腾,这时的温度称为液体的沸点。显然沸点与所受外界压力的大小有关。通常所说的沸点是在 0.1 MPa 压力下液体的沸腾温度。

3. 蒸馏装置的安装　蒸馏装置主要由圆底烧瓶、蒸馏头、温度计、冷凝管、接引管和接收器组成。

(1) 蒸馏等装置仪器装配的顺序一般为自下而上、从左到右。整套装置要求准确端正,各个仪器的轴线都要在同一平面内,铁架台的铁架尽可能放在仪器后部。各仪器之间的装配要严密,防止蒸馏过程中蒸气逸出,使产品损失或发生火灾。标准口仪器磨口间要涂抹少量的凡士林,使用后立即拆除,防止粘牢。常压蒸馏装置必须与大气相通,密闭蒸馏会发生爆炸等事故。

(2) 蒸馏装置安装好后,将待蒸馏液体经长颈漏斗倒入蒸馏烧瓶中(应避免液体流入冷凝管里),一般情况下,蒸馏物的体积占蒸馏瓶体积的 1/3～2/3。加入 2～3 粒沸石,然后装好温度计。

(3) 蒸馏操作时,温度计的水银球上应始终附有冷凝的液滴,开始加热时,加热速度可以稍快。加热至沸腾后,温度计读数会快速上升,此时应调节加热速度,馏出液的流出控制在每秒钟 1～2 滴,不能太慢,也不能太快,否则会影响温度计读数的准确性。

(4) 蒸馏操作时,加热前应先开冷凝水,实验结束时应先关闭热源,再关冷凝水,停止蒸馏与拆卸仪器。当温度上升至超过所需范围或烧瓶中仅残留少量液体时(注意不能蒸干!)即停止蒸馏。先移去热源,体系稍冷却后,停止冷凝水,拆下仪器。拆卸仪器的顺序与安装顺序相反。

二、实训用物

1. 仪器材料　100 ml 圆底烧瓶、蒸馏烧瓶、直形冷凝管、球形冷凝管、蒸馏头、干燥管、温度计(100 ℃)、接液瓶、烧杯(100 ml)、石棉网。

2. 试剂药品　沸石、95％ 乙醇、CaO、NaOH、CaCl$_2$、无水 CuSO$_4$。

3. 蒸馏装置的安装　见图 2-2。

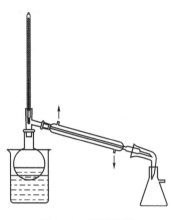

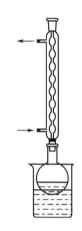

图 2-2　蒸馏装置　　　　　图 2-3　回流装置

三、操作要点

1. 微量法测定沸点(图 2-1)

(1) 取一根长短适度的毛细管,呈 45°角在小火焰的边缘加热,并不断转动,使其熔化、端口封闭。

(2) 在一支干燥洁净的小试管中加入 4~5 滴乙酸乙酯,并将封好的毛细管倒置在小试管中,使开口一端浸入样品中。将小试管用橡皮圈固定在温度计旁,并注意使管中液体中点与温度计水银球中点在同一水平线上。然后将此温度计悬挂在铁架台上,并使温度计置于配有搅棒的小烧杯中。

(3) 在小烧杯中加入水,加热,使用环形搅棒上下搅动水浴,注意不要磕碰温度计,使温度缓慢均匀上升。观察浸入乙酸乙酯中的毛细管口,可见有小气泡断断续续地冒出。随温度上升,气泡冒出速度逐渐加快,当温度稍微超过该液体沸点时,有一连串的小气泡冒出。此时停止加热,继续搅拌,使水浴温度自行下降,气泡逸出速度逐渐减慢。当最后一个气泡呈现 缩回毛细管内的一瞬间,记录温度计的温度,该温度即为乙酸乙酯的沸点。

(4) 待水浴温度下降后,更换毛细管,重复上述操作测定沸点,记录读数,取平均值。

2. 无水乙醇的制备　纯净的无水乙醇沸点是 78.5℃,直接用蒸馏法不能制得,因为乙醇和水可组成共沸混合物(沸点是 78.14℃)。实验室中可采用在市售酒精中加入生石灰加热回流,使乙醇中的水与生石灰作用生成不挥发、一般加热不分解的熟石灰(氢氧化钙)来除去水分,制得无水乙醇。

(1) 回流加热除水:在 100 ml 的圆底烧瓶中,加入约 40 ml 95% 乙醇,慢慢放入 16 克小颗粒状的生石灰和几颗氢氧化钠,再加入少量的沸石。装上回流装置,其上端接一氯化钙干燥管(干燥管的装法:在干燥管的球端铺以少量棉花,在球部以及直管部分分别加入粒状氯化钙,顶端用棉花塞住),在沸水浴(或酒精灯)上加热回流一小时左右(图 2-3)。

（2）蒸馏测沸点：稍冷后取下回流冷凝管，改成蒸馏装置。用干燥的蒸馏瓶作接收器。当温度升至所需沸点范围并恒定时，更换另一接蒸馏瓶收集，并记录此时的温度范围，水浴（或酒精灯）加热，记录第一滴馏液及最后一滴馏液落入接收器时的温度。当温度上升至超过所需范围或烧瓶中仅残留少量液体时（注意不能蒸干！）即停止蒸馏。

3. 无水乙醇的检测　取一干燥小试管，加入干燥的无水硫酸铜少许，再加入 1 ml 制取的无水乙醇，迅速振摇，观察有无颜色变化。用 95% 乙醇作对比实验。

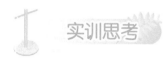

1. 在常压蒸馏装置中，若温度计水银球的位置在支管的上端或插至液面上，会出现什么结果？

2. 如果蒸馏中途由于某种原因停止加热，蒸馏停止一段时间，在重新加热蒸馏前，是否需要加入新的沸石？

3. 微量法测沸点，为何要用降温的方法，记录降温时气泡欲缩回毛细管内时的温度？

知识拓展

有机化学的许多反应都是在液相中或固-液混合物中经过长时间加热才得以完成的。为了防止在长时间加热过程中物料的蒸发损失以及因物料的蒸发而导致火灾、爆炸、环境污染等事故的发生，多应用回流技术。

回流就是在反应中令加热产生的蒸汽冷却并使冷却液流回反应体系的过程。实验室中的回流装置主要由圆底烧瓶、冷凝管和热源组成。回流操作时，液体沸腾后要通过控制冷却水流量及加热速度来控制回流速度，使冷凝的蒸汽上升高度不超过冷凝管有效冷却长度的 1/3。

【无水乙醇的制备实训评分标准】

班级：　　　　　姓名：　　　　　学号：　　　　　得分：

测试项目		指标分值	测评标准				项目得分
			完全达到	基本达到	部分达到	少量达到	
1	实训原理	10	1.微量法测定沸点原理 2.常压蒸馏原理				
2	微量法测沸点	40	1. 正确填装溶液 2. 正确放置温度计 3. 准确记录				
3	无水乙醇制备	40	1. 正确倒入溶液 2. 正确安装回流装置 3. 正确将回流装置改成蒸馏装置 4. 记录温度、观察变化 5. 正确撤除蒸馏装置 6. 检测无水乙醇				
4	实训态度	5	1.实事求是的科学实训作风 2.遵守实训规章制度、安全守则 3.实验服保持清洁,认真操作,不高声谈笑				
5	实训习惯	5	1.台面整洁、仪器摆放有序,爱护仪器、节约试剂 2.操作规范,有条不紊,实训报告书写规范 3.实训结束,能很好地做好收尾工作				
总分							
测试时间：　　年　　月　　日　　考评教师：							

任务三　药物溶解度和熔点的测定

（2课时）

【药物溶解度和熔点的测定实训预习提要】

专业、班级_____　学号_____　姓名_____

日期_____　成绩_____　指导教师签字_____

1. 测定熔点实训原理，并正确理解溶解度。

2. 测定未知化合物熔点与某些已知化合物的熔点相近，如何判断两者是否为同一化合物？

3. 影响熔点正确测定的因素有哪些？

4. 药品近似溶解度名称有几种？

实训目的

1. 熟悉药典上表示溶解度的名词的含义,掌握药典上测定药物溶解度的一般方法。
2. 掌握用微机熔点仪测定药物熔点的操作方法。
3. 学会应用熔点测定来鉴别药物的种类和鉴定药物的纯度。

实训内容

一、实训原理

(一) 熔点测定

1. 熔点和熔程　将固体物质加热到一定的温度,当物质的固态和液态的蒸气压相等时,即从固态转变为液态。在大气压下,物质的固态和液态平衡时的温度称为该物质的熔点。纯净的固体有机化合物一般都有固定的熔点,即在一定的压力下,固液两态之间的变化是非常敏锐的。从开始熔化到全部熔化的温度变化不超过 0.5～1℃,此范围称为熔程。混有杂质时,熔点下降,熔程增长。因此,通过测定熔点,可以初步判断该化合物的纯度。也可以将两种物质混合后,看其熔点是否下降,以此来判断这两种熔点相近似的化合物是否为同一物质。

加热纯药物,当温度接近其熔点范围时,升温速度随时间变化约为恒定值,此时用加热时间对温度作图(图 3-1)。

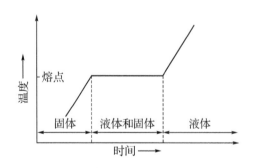

图 3-1　相随时间和温度的变化

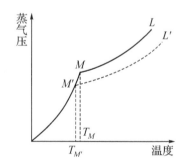

图 3-2　物质蒸气压随温度变化曲线

药物在温度不到熔点时以固相存在,加热使温度上升,达到熔点。开始有少量液体出现,而后固液相平衡。继续加热,温度不再变化,此时加热所提供的热量使固相不断转变为液相,两相间仍为平衡,最后的固体熔化后,继续加热则温度线性上升。因此在接近熔点时,加热速度一定要慢,每分钟温度升高不能超过 0.2℃,只有这样,才能使整个熔化过程尽可能接近于两相平衡条件,测得的熔点也越精确。

当药物中含杂质时(假定两者不形成固溶体),根据拉乌耳定律可知,在一定的压力和温度条件下,在溶剂中增加溶质,导致溶剂蒸气分压降低(图3-2中$M'L'$),固液两相交点M'即代表含有杂质化合物达到熔点时的固液相平衡共存点,T_M'为含杂质时的熔点;显然,此时的熔点值较纯净品者要低。

2. 混合熔点　在鉴定某未知药物时,如测得其熔点和某已知药物的熔点值相同或相近时,不能就简单地认为它们为同一物质。还需把它们混合,测该混合物的熔点,若熔点仍不变,才能认为它们为同一物质。若混合物熔点降低,熔程增大,则说明它们属于不同的物质。故此种混合熔点试验,是检验两种熔点相同或相近的药物是否为同一物质的最简便方法。多数药物的熔点都在300℃以下,较易测定。但也有一些药物在其熔化以前就发生分解,只能测得分解点。

(二)药物在水中溶解度的测定技术

药物的溶解度是在一定的温度下,药物溶解于一定溶剂中的最大量。溶解度是药品的一种物理性质,在药物的分离、提取、精制、分析时都要涉及溶解度。药典中对药物溶解度的表述如下:各正文品种项下选用的部分溶剂及其在该溶剂中的溶解性能,可供精制或制备溶液时参考;对在特定溶剂中的溶解性能需作质量控制时,应在该品种检查项下另作具体规定。药品的近似溶解度以下列名词表示:

极易溶解	指溶质1 g(ml)能在溶剂不到1 ml中溶解;
易溶	指溶质1 g(ml)能在溶剂1~不到10 ml中溶解;
溶解	指溶质1 g(ml)能在溶剂10~不到30 ml中溶解;
略溶	指溶质1 g(ml)能在溶剂30~不到100 ml中溶解;
微溶	指溶质1 g(ml)能在溶剂100~不到1 000 ml中溶解;
极微溶解	指溶质1 g(ml)能在溶剂1 000~不到10 000 ml中溶解;
几乎不溶或不溶	指溶质1 g(ml)在溶剂10 000 ml中不能完全溶解。

药物溶解度测定的一般方法为:除另有规定外,称取研成细粉的供试品或量取液体供试品,置于25℃±2℃一定容量的溶剂中,每隔5分钟强力振摇30秒钟;观察30分钟内的溶解情况,如看不见溶质颗粒或液滴时,即视为完全溶解。

二、实训用物

1. 仪器　200℃温度计(具塞)×2根/组、表面皿×2个/组、WRS-2熔点仪、天平、铁架台、万用夹、10 ml量筒、100 ml量筒、熔点管、试管、100 ml烧杯、250 ml锥形瓶、玻璃棒、药匙。

2. 试剂　葡萄糖(原料药或口服葡萄糖粉末)、苯酚、苯甲酸、磺胺甲噁唑(原料药或片剂)、水杨酸。

三、操作要点

(一)熔点的测定

1. 毛细管热浴熔点测定法一

操作要点	图解
1. 粉碎 取干燥的苯甲酸和水杨酸粉末各约0.1 g放于两只干净表面皿上,用玻璃棒将其研细并集成一堆(图3-3)。	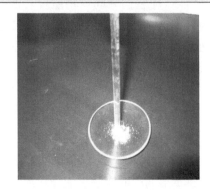 图3-3
2. 装管 把毛细管开口一端垂直插入堆集的样品中,使一些样品进入管内,然后,管口向上,放入长50~60 cm垂直桌面的玻璃管中,管下可垫一表面皿,使之自由落于表面皿上,如此反复几次后,将样品均匀装实,样品高度2~3 mm(图3-4、图3-5)。	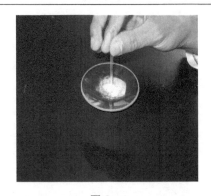 图3-4 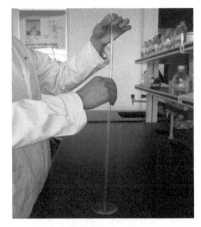 图3-5

操作要点	图解
3. 测熔点　接通 WRS-2 熔点仪,稳定 20 分钟后,根据光标设定起始温度和升温速率,按确认键。 当实际炉温达到预设温度并稳定后,可插入样品毛细管,按升温键,操作提示显示"↑",此时仪器将按照预先设定的工作参数对样品进行测量。 当到达初熔点时,显示初熔温度,当到达终熔点时,显示终熔温度,同时,显示熔化曲线图(3-6)。	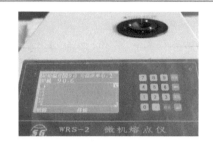 图 3-6
4. 重复测定熔点　每一次测定必须用新的熔点管另装试样,不得将已测过熔点的熔点管冷却,使其中试样固化后再做测定,只要电源未切断,上述读数值将一直保留。若想测量另一新样品,输入完"起始温度"并按"确认"键后,原先的曲线将自动清除,开始下一样品的测量。	

2. 毛细管热浴熔点测定法二　按图 3-7 搭好装置,放入加热液－液体石蜡,用温度计水银球蘸取少量加热液,小心地将熔点管黏附于水银球壁上,或剪取一小段橡皮筋套在温度计和熔点管的上部(图 3-8)。

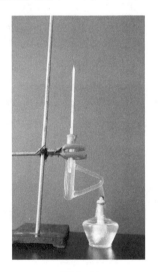

图 3-7

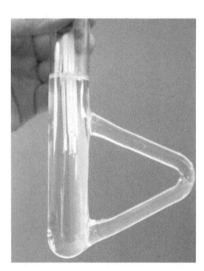

图 3-8

将固定有熔点管的温度计小心地插入加热浴中,以小火在图示部位加热。开始时升温速度可以快些,当传热液温度距离该化合物熔点 10～15℃时,调整火焰使每分钟上升 1～2℃,愈接近熔点,升温速度应愈缓慢,每分钟 0.2～0.3℃。为了保证有充分时间让热量由管外传至毛细管内使固体熔化,升温速度是准确测定熔点的关键;另一方面,观察者不可能同时观察温度计所示读数和试样的变化情况,只有缓慢加热才可使此项误差减小。记下试样开始塌落并有液相产生时(初熔)和固体完全消失时(全熔)的温度读数,即为该化合物的熔距。要注意在加热过程中试样是否有萎缩、变色、发泡、升华、碳化等现象,均应如实记录。

"初熔"系指供试品在毛细管内开始局部液化出现明显液滴时的温度。

"全熔"系指供试品全部液化时的温度。

苯甲酸的熔点为 121~124.5℃和水杨酸的熔点为 158~161℃。

熔点测定,至少要有两次的重复数据。每一次测定必须用新的熔点管另装试样,不得将已测过熔点的熔点管冷却,使其中试样固化后再做第二次测定。因为有时某些化合物部分分解,有些经加热会转变为具有不同熔点的其他结晶形式。如果测定未知物的熔点,应先对试样粗测一次,加热可以稍快,知道大致的熔距。待浴温冷至熔点以下 30℃左右,再另取一根装好试样的熔点管做准确的测定。

(二)溶解度测定

操作要点	图解
1. 分别取葡萄糖、苯酚、苯甲酸、磺胺甲噁唑各 0.1 g,分别置于试管、小烧杯、锥形瓶中,依照溶解度测定的一般方法进行操作,记录溶剂水的用量(图 3-9、图 3-10)。	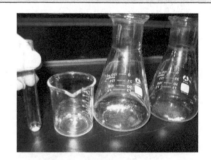 图 3-9 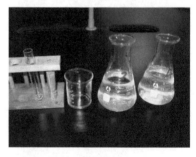 图 3-10

操作要点	图解
2. 熔点管装入的样品一定要研细、均匀夯实,高度 2～3 mm(图 3-11)。	 图 3-11
3. 愈接近熔点,升温速度应愈缓慢,每分钟为 0.2～0.3℃(图 3-12)。	 WRS-2　微机熔点仪 图 3-12
3. 要多次测定熔点,一般 5 次,取中间三个数据的平均值。	

四、实训提示

　　1. 溶解度的观察要观察 30 分钟内的溶解情况,每隔 5 分钟强烈振摇 30 秒。如看不见溶质颗粒或液滴时,才视为完全溶解。有部分药物可能会出现溶解后复沉淀的现象。

　　2. 样品不干燥或含有杂质,会使熔点偏低,熔程变大。熔点管必须洁净。如含有灰尘等,能产生 4～10℃的误差。

　　3. 样品粉碎要细,填装要实,否则产生空隙,不易传热,造成熔程变大。熔点管底未封好会产生漏管。

　　4. 设定起始温度切勿超过仪器使用范围(<300℃),否则仪器将会损坏。

　　5. 某些样品起始温度高低对熔点测定结果是有影响的,应确定一定的操作规范。如线性升温速率选每分钟 1℃,起始温度应比熔点低 3～5℃,速率选每分钟 3℃,9～15℃,一般应以实验确定最佳测试条件。未知熔点值的样品可先用快速升温或大的速率,得到初步熔点范围后再精测。

　　6. 有参比样品时,可先测参比样品,根据要求选择一定的起始温度和升温速率进行比较测量,用参比样品的初终熔读数作考核的依据。有熔点标准品作温度传递标准的单位可根据邻近标准品读数对结果加以修正。

　　7. 被测样品最好一次填装 5 根毛细管,分别测定后废弃最大最小值,取用中间 3 个读数的平均值作为测定结果,以消除毛细管及样品制备填装带来的偶然误差。每次的测定要等设定温度稳定了才插入熔点管。

8. 测定较高熔点样品后再测较低熔点样品,可直接输入低熔点起始温度仪器将自动降温。

9. 毛细管插入仪器前用软布将外面沾污的物质清除,否则日久后插座下面会积垢,导致无法检测。

五、实训结果

1. 苯甲酸和水杨酸的熔点

2. 葡萄糖、苯酚、苯甲酸、磺胺甲噁唑的溶解度

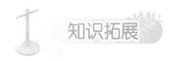
实训思考

1. 熔点测定过程中为什么升温不能太快?

2. 为什么使用过的熔点管不能再重复使用?

3. 两种熔点相同的药物,以任何比例相混合,混合物的熔点会改变吗? 为什么?

4. 分别测得样品 A 和 B 的熔点各为 100℃,将它们按任何比例混合后的熔点仍为 100℃,这说明什么?

知识拓展

微机熔点仪

微机熔点仪采用光电检测,液晶显示等技术,能自动显示初熔、终熔、熔化曲线记录及自动

求取熔点的平均值等功能。仪器工作参数可自动贮存,具有无需人工监视而自动测量的功能。仪器采用药典规定的毛细管作为样品管。除了微机熔点仪,常用的还有数字显微熔点仪,须结合显微镜观察。

【溶解度和熔点的测定实训评分标准】

班级:　　　　　姓名:　　　　　　学号:　　　　　　　得分:

测试项目		指标分值	测评标准				项目得分
			完全达到	基本达到	部分达到	少量达到	
1	实训原理	10	1. 熔点测定 2. 药典规定溶解度测定一般方法				
2	熔点测定	50	1. 正确粉碎和装管 2. 熔点仪接通电源稳定 3. 正确设定起始温度和升温速率 4. 正确插入熔点管 5. 正确读数 6. 正确重复测定熔点				
3	溶解度测定	30	1. 正确称量 2. 正确操作溶解度测定和记录				
4	实训态度	5	1. 实事求是的科学实验作风 2. 遵守实验、实训规章制度、安全守则 3. 实训服保持清洁,认真操作,不高声谈笑				
5	实训习惯	5	1. 台面整洁、仪器摆放有序,爱护仪器、节约试剂 2. 操作规范,有条不紊,实训报告书写规范 3. 实训结束,能很好地做好收尾工作				
总分							

测试时间:　　年　　月　　日　　考评教师:

任务四　2-甲基-2-己醇的制备

（6 学时）

【2-甲基-2-己醇合成实训预习提要】

专业、班级＿＿＿＿＿　学号＿＿＿＿＿　姓名＿＿＿＿＿

日期＿＿＿＿＿　成绩＿＿＿＿＿　指导教师签字＿＿＿＿＿

1. 预习实训原理。

2. 实训中加入无水乙醚的作用是什么？

3. 镁条为何使用新鲜的？如何处理得到？

4. 绘制实训流程图。

实训目的

1. 通过 2-甲基-2-己醇的制备，加深对 Grignard 试剂的制备、应用和进行 Grignard 反应的条件。
2. 初步掌握萃取技术。
3. 学习磁力搅拌机装置的安装和使用的有关技术。
4. 掌握液态有机物的洗涤、干燥、分离等技术。
5. 巩固回流、蒸馏等操作技能。

实训内容

一、实训原理

2-甲基-2-己醇(2-Methyl-2-hexanol)为无色液体，具特殊气味，相对分子质量 116.20，分子式 $C_7H_{16}O$，沸点 141～142℃，折射率 1.417 5，相对密度 0.811 9，微溶于水，易溶解在 醚、酮的溶液中。

卤代烷烃与金属镁在无水乙醚中反应生成烃基卤化镁（又称 Grignard 试剂）；Grignard 试剂能与羰基化合物等发生亲核加成反应，其加成产物用水分解可得到醇类化合物：

【反应式】

$$n-C_4H_9Br + Mg \xrightarrow{\text{无水乙醚}} n-C_4H_8MgBr$$

$$n-C_4H_9MgBr + CH_3COCH_3 \xrightarrow{\text{无水乙醚}} n-C_4H_9\underset{\underset{OMgBr}{|}}{C}(CH_3)_2$$

$$n-C_4H_9\underset{\underset{OMgBr}{|}}{C}(CH_3)_2 + H_2O \xrightarrow{H^+} n-C_4H_9\underset{\underset{OH}{|}}{C}(CH_3)_2$$

二、实训用物

仪器：干燥三颈瓶（250 ml）、磁力搅拌器、冷凝管、滴液漏斗、干燥管、水浴锅、蒸馏烧瓶（30 ml、100 ml）

试剂：镁条、正溴丁烷、丙酮、无水乙醚、乙醚、10％硫酸溶液、5％碳酸钠溶液、无水碳酸钾

27

三、2-甲基-2-己醇的制备操作要点

操作要点	图解
1. 按实验装置图装配仪器,所有仪器必须干燥(图4-1)。 　向三颈瓶内投入 3.1 g 镁条、15 ml 无水乙醚及一小粒碘片;在恒压滴液漏斗中加入 13.5 ml 正溴丁烷和 15 ml 无水乙醚混合,并在冷凝管和恒压滴液漏斗上装 CaCl₂ 干燥管。 　先向三颈瓶内滴入约 5 ml 混合液,数分钟后溶液呈微沸状态,碘的颜色消失。若不发生反应,可用温水浴加热。反应开始比较剧烈,必要时可用冷水浴冷却。 　待反应缓和后,从冷凝管上端加入 25 ml 无水乙醚。开动搅拌(用手帮助旋动搅拌棒的同时启动调速旋钮,至合适转速),并滴入其余的正溴丁烷-无水乙醚混合液,控制滴加速度维持反应液呈微沸状态。滴加完毕后,在热水浴上回流 20 分钟,使镁条几乎作用完全(图4-2、图4-3)。	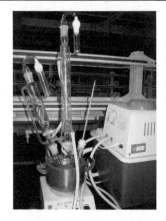 图 4-1 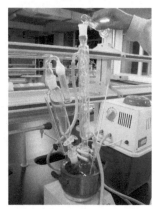 图 4-2 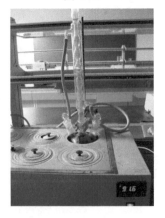 图 4-3

操作要点	图解
2. 2-甲基-2-己醇的制备　将上面制好的 Grignard 试剂在冰水浴冷却和搅拌下,自恒压滴液漏斗中滴入 10 ml 丙酮和 15 ml 无水乙醚的混合液,控制滴加速度,勿使反应过于猛烈(图 4-4)。 　加完后,在室温下继续搅拌 15 分钟,溶液中可能有白色黏稠状固体析出(图 4-5)。 　将反应瓶在冰水浴冷却和搅拌下,自恒压滴液漏斗中分批加入 100 ml 10％硫酸溶液,分解上述加成产物(开始滴入宜慢,以后可逐渐加快)。待分解完全后,将溶液倒入分液漏斗中,分出醚层(图 4-6)。 　水层每次用 25 ml 乙醚萃取两次,合并醚层,用 30 ml 5％碳酸钠溶液洗涤一次,分液后,用无水碳酸钾干燥(图 4-7)。	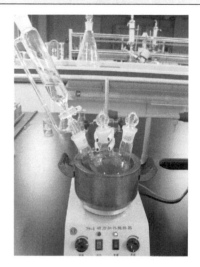 图 4-4 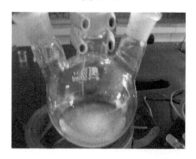 图 4-5 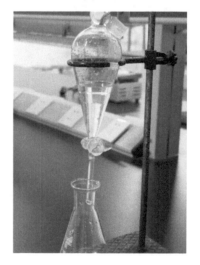 图 4-6

操作要点	图解
	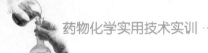 图 4-7
3. 将干燥后的粗产物醚溶液分批滗入 250 ml 圆底烧瓶中,用温水浴蒸去乙醚(图 4-8)。	图 4-8
4. 电热套直接加热蒸出产品,收集 137~141℃ 馏分(图 4-9)。	图 4-9
5. 称重并计算收率。	

四、实训提示

1. 镁屑不宜长期放存。长期放存的镁屑,需用 5% 的盐酸溶液浸泡数分钟,抽滤后,依次用水、乙醇、乙醚洗涤，干燥。

    2. 本实验采用简易密封。

    3. Grignard 试剂的制备所需仪器、药品必须充分干燥。1-溴丁烷用无水 $CaCl_2$ 干燥并蒸馏纯化，丙酮用无水 K_2CO_3 干燥并蒸馏纯化。仪器与空气连接处必须装 $CaCl_2$ 干燥管。

    4. 注意控制加料速度和反应温度。

    5. 使用和蒸馏低沸点物质乙醚时，要远离火源，防止外泄，注意安全。

五、实训结果

1. 用阿贝折射仪测定其纯度

2. 2-甲基-2-己醇的收率

实训思考

    1. 实训中，将 Grignard 试剂与加成物反应水解前各步中，为什么使用的药品、仪器均需绝对干燥？应采取什么措施？

    2. 反应若不能立即开始，应采取什么措施？

    3. 实训中有哪些可能的副反应？应如何避免？

知识拓展

    萃取和洗涤是利用物质在两种不互溶（或微溶）溶剂中溶解度或分配比的不同来达到分离、提取或纯化目的的一种操作。萃取和洗涤在原理上是一样的，只是目的不同。从混合物中抽取的物质,如果是我们需要的,这种操作叫做萃取或提取;如果是我们不需要的,这种操作叫做洗涤。萃取是有机化合物分离与提纯常用的一种实验或生产技术。它既可以从多组分的混合物中撮出需要的产物纯品,也可以借以除去少量的杂质以达到纯化产品之目的。

【2-甲基-2-己醇合成实训评分标准】

班级: 姓名: 学号: 得分:

测试项目		指标分值	测评标准				项目得分
			完全达到	基本达到	部分达到	少量达到	
1	实训原理	5	2-甲基-2-己醇的性质				
2	格氏试剂的制备	35	1. 正确使用托盘天平称量原料,正确使用量筒 2. 要求所有的反应仪器充分干燥 3. 学会使用电磁加热搅拌器 4. 熟悉正确安装反应仪器				
3	2-甲基-2-己醇的制备	40	1. 丙酮与格氏试剂的加成反应中,丙酮滴加速度是否维持乙醚微沸 2. 是否有灰白色黏稠状固体析出 3. 是否在冷却条件下,用稀盐酸或稀硫酸进行加成物的水解反应				
4	产品的精制	10	1. 学会正确利用萃取方法分离混合液 2. 熟悉蒸馏操作				
5	实训态度	5	1. 实事求是的科学实验作风 2. 遵守实验、实训规章制度、安全守则 3. 实验服保持清洁,认真操作,不高声谈笑				
6	实训习惯	5	1. 台面整洁、仪器摆放有序,爱护仪器、节约试剂 2. 操作规范,有条不紊,实训报告书写规范 3. 实训结束,能很好地做好收尾工作				
	总分						
测试时间: 年 月 日 考评教师:							

任务五 重结晶法提纯苯甲酸

（2 学时）

【重结晶法提纯苯甲酸实训预习提要】

专业、班级_____ 学号_____ 姓名_____

日期_____ 成绩_____ 指导教师签字_____

1. 粗制的苯甲酸中常含有哪些杂质？

2. 在苯甲酸滤液冷却到室温后，为何要用冷水冷却？

3. 使用活性炭进行吸附时，是不是越多越好？对苯甲酸有没有影响？

实训目标

1. 学习重结晶法纯化固体有机化合物的原理。
2. 掌握重结晶的操作技术及应用范围。

实训内容

一、重结晶技术

从有机制备或自然界得到的固态有机化合物,往往是不纯的,必须经过提纯才能得到纯品,提纯固态有机化合物常用的方法是重结晶法,即通常将反应液通过抽滤、洗涤后,把获得的粗品进行重结晶即可得到精品。这个方法的原理是利用混合物中各组分在某种溶剂中的溶解度不同,而使它们互相分离。

重结晶提纯法过程如下:

选择溶剂→溶解固体→去除杂质→晶体析出→晶体的收集与洗涤→晶体的干燥。

二、实训用物

1. 仪器 循环水真空泵、热水漏斗、抽滤瓶、布氏漏斗、玻璃漏斗(短颈)、酒精灯、滤纸、烧杯、石棉网、玻璃珠、玻璃棒、表面皿。
2. 试剂 苯甲酸、活性炭、蒸馏水。

三、操作要点

操作要点	图解
1. 在烧杯中放置 2 g 粗苯甲酸,约 50 ml 蒸馏水和 2～3 颗玻璃珠,加热至微沸,使粗苯甲酸固体溶解完全,取下锥形瓶稍冷后再加入约 0.1 g 的活性炭于溶液中,稍加搅拌后,煮沸 5～10 分钟(图 5-1)。	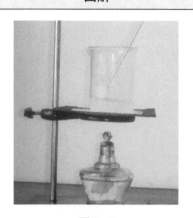 图 5-1

操作要点	图解
2. 将热水漏斗固定在铁架台上,夹套中冲注热水,并在侧管处用酒精灯加热,趁热过滤,收集滤液。在过滤过程中,热水漏斗和溶液均应用小火加热保温以免冷却。按图 5-2 所示加热。	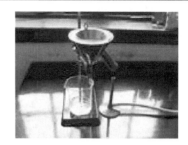 图 5-2
3. 用表面皿将盛滤液的烧杯盖好,冷却,待晶体析出。冷却接近室温后,再用冷水冷却。抽滤出晶体(图 5-3),并用少量水洗涤晶体。	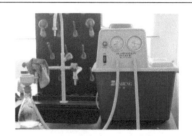 图 5-3
4. 抽干后,用药勺将提纯后的苯甲酸晶体(白色鳞片状)移至表面皿上晾干并称重(图 5-4)。	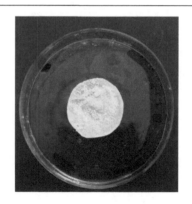 图 5-4　表面皿

四、实训提示

1. 用活性炭脱色时,不要把活性炭加入正在沸腾的溶液中。

2. 保温漏斗加水 2/3,加热至沸,放入玻璃漏斗及折叠滤纸,其向外的棱边紧贴于漏斗壁上,用少量热溶剂润湿滤纸,立即将热溶液分批倒入(但注意溶液切勿对准滤纸尖倒下去,以免冲破滤纸,造成透滤)。加入量不多于漏斗的 2/3,不少于 1/3,加完为止,并且过滤过程中,热水漏斗和烧杯内溶液始终应小火加热,以免冷却,析出晶体。

3. 用保温漏斗过滤时一般不要用玻璃棒引流,以免加速降温,接受滤液的容器内壁不要紧

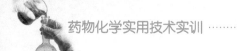
贴漏斗颈,以免滤液降温析出晶体沿器壁堆积,堵塞漏斗口无法继续过滤。

4. 选择颈短而粗的玻璃漏斗,以免降温。

5. 停止抽滤时先将抽滤瓶与抽滤泵间连接的橡皮管拆开,或者将抽滤瓶上的活塞打开与大气相通,再关闭泵,防止水倒流入抽滤瓶内。

五、实训结果

1. 用阿贝折射仪测定其纯度

2. 苯甲酸的收率

实训思考

1. 简述重结晶过程及各步骤的目的。

2. 重结晶操作中,活性炭为什么不能在溶液沸腾时加入?

3. 在布氏漏斗中用溶剂洗涤固体时应该注意些什么?

知识拓展

在重结晶法中选择适宜的溶剂是非常重要的。常用的溶剂为水、乙醇、丙酮、苯、乙醚、氯仿、石油醚、醋酸和乙酸乙酯等。在选择溶剂时还必须考虑到被溶解物质的结构。因为溶质往往易溶于结构与其相似的溶剂中,极性物质较易溶于极性溶剂而难溶于非极性溶剂中。

在重结晶过程中蒸去溶剂后,留下的固体有时会呈油状,即使在其熔点以下也会出现此现象,在许多场合很难得到结晶。可将其放入乳钵中,少量多次地用低沸点(30～60℃)石油醚研磨,使裹在其中的油彻底清洗尽,待得到疏松的固体后再进行重结晶。溶液经过一段时间的放置仍未见结晶析出,可用玻璃棒摩擦器壁,诱导结晶。或取出1~2滴溶液,滴在洁净的表面皿上任其自然挥发,将析出的结晶取出1~2颗作为晶种加到溶液中,加速晶核的形成。

【重结晶法提纯苯甲酸实训评分标准】

班级:　　　　　姓名:　　　　　学号:　　　　　得分:

测试项目		指标分值	测评标准				项目得分
			完全达到	基本达到	部分达到	少量达到	
1	实训原理	10	重结晶法提纯的方法				
2	提纯	40	1. 正确使用托盘天平称量原料,正确使用量筒 2. 正确进行提纯操作、布氏漏斗的使用 3. 正确使用活性炭除色				
3	精制	30	1. 滤瓶是否洗净 2. 是否用少量冰水洗涤,用水重结晶 3. 滤液是否析晶,并正确抽滤、洗涤得到纯品				
4	产品分析	10	1. 测定提纯后的苯甲酸晶体 2. 记录产量,计算产率				
5	实训态度	5	1. 实事求是的科学实训作风 2. 遵守实训规章制度、安全守则 3. 实验服保持清洁,认真操作,不高声谈笑				
6	实训习惯	5	1. 台面整洁、仪器摆放有序、爱护仪器、节约试剂 2. 操作规范,有条不紊,实训报告书写规范 3. 实训结束,能很好地做好收尾工作				
总分							

测试时间:　　年　　月　　日　　考评教师:

任务六　环己烯的制备

（4课时）

【环己烯的制备实训预习提要】

专业、班级_____　学号_____　姓名_____

日期_____　　成绩_____　　指导教师签字_____

1. 预习实训原理。

2. 实训中采用硫酸为催化剂，有何缺点？能否用其他酸代替？

3. 在制备环己烯反应中易出现何副反应？

4. 在干燥时选择无水氯化钙目的是什么？

5. 绘制实训流程图。

实训目的

1. 学习以浓硫酸催化环己醇脱水制备环己烯的原理和方法。
2. 学习分馏原理及分馏柱的使用方法。
3. 巩固水浴蒸馏和萃取的基本操作技能。

实训内容

一、实训原理

环己烯为无色透明液体,有特殊刺激性气味,不溶于水,溶于乙醇、醚,主要用于有机合成、油类萃取及用作溶剂。

实训室中通常用浓硫酸或浓磷酸催化环己醇脱水制备环己烯。本实训是以浓硫酸作催化剂来制备环己烯的。

主反应式:

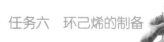

二、实训用物

1. 仪器 刺形分馏柱、圆底烧瓶、温度计、热源、球形冷凝管、接液管、分液漏斗、锥形瓶。

2. 试剂 15.0 g(15.6 ml,0.15 moL)环己醇、1 ml 浓硫酸、氯化钠、无水氯化钙、5%的碳酸钠水溶液。

三、环己烯的制备操作要点

操作要点	图解
1. 投料 在 50 ml 干燥的圆底烧瓶中加入 15 g 环己醇、1 ml 浓硫酸和几粒沸石,充分摇振使之混合均匀(图 6-1)。	图 6-1

操作要点	图解
2. 加热回流、蒸出粗产物　将烧瓶在石棉网上小火空气浴缓缓加热至沸,控制分馏柱顶部的溜出温度不超过90℃,馏出液为带水的混浊液(图6-2)。 至无液体蒸出时,可升高加热温度(缩小石棉网与烧瓶底间距离),当烧瓶中只剩下很少残液并出现阵阵白雾时,即可停止蒸馏(图6-3)。	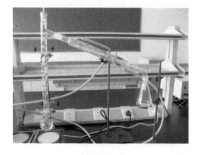 图6-2 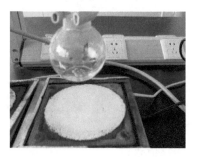 图6-3
3. 将馏出液中加入等体积饱和氯化钠溶液,洗去微量的酸(图6-4)。	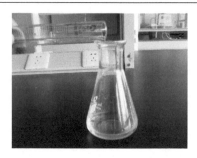 图6-4
4. 分离并干燥粗产物　将液体转入分液漏斗中,振摇(注意放气操作)后静置分层,打开上口玻塞,再将活塞缓缓旋开,下层液体从分液漏斗的活塞放出。产物从分液漏斗上口倒入一干燥的小锥形瓶中(图6-5),用1~2g无水氯化钙干燥。	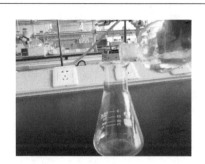 图6-5

操作要点	图解
5. 蒸出产品 　　待溶液清亮透明后,小心滗入干燥的小烧瓶中,投入几粒沸石后用水浴蒸馏,收集 80～85℃的馏分于一已称量的小锥形瓶中(图 6-6)。	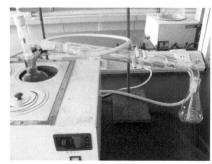 <div align="center">图 6-6</div>
6. 称重并计算收率。	

四、实训提示

1. 环己醇在常温下是黏稠状液体,因而若用量筒量取时应注意转移中的损失。所以,取样时,最好先取环己醇,后取硫酸。

2. 环己醇与硫酸应充分混合,否则在加热过程中可能会局部碳化,使溶液变黑。

3. 分馏柱顶温度应控制在 90℃以下。

4. 反应终点的判断以反应烧瓶中出现白雾。

5. 洗涤分水时,水层应尽可能分离完全,否则将增加无水氯化钙的用量,使产物更多地被干燥剂吸附而招致损失。

6. 在蒸馏已干燥的产物时,蒸馏所用仪器都应充分干燥。接收产品的三角瓶应事先称重。

五、实训结果

1. 环己烯的收率

2. 环己烯的鉴别

实训思考

1. 在纯化环己烯时，用等体积的饱和食盐水洗涤，而不用水洗涤，目的何在？

2. 本实训提高产率的措施是什么？

3. 分馏柱顶控制在 90℃ 以下有什么意义？

知识拓展

　　分馏技术是有机合成、生产中常用的液态物质的分离、提纯的技术之一，它又叫精馏或分级蒸馏。分馏是通过分馏装置（或设备）使沸点相差较小的液体混合物，通过多次部分汽化—冷凝的热交换以达到将其中不同组分分离提纯的目的。分馏技术的关键仪器（设备）是分馏柱（精馏塔）。

【环己烯制备实训评分标准】

班级：　　　　姓名：　　　　学号：　　　　得分：

测试项目		指标分值	测评标准				项目得分
			完全达到	基本达到	部分达到	少量达到	
1	实训原理	5	1. 掌握由环己醇制备环己烯的原理及方法 2. 了解分馏的原理及实训操作				
2	脱水反应	35	1. 正确使用托盘天平称量原料,正确使用量筒 2. 正确安装反应装置(安装仪器的顺序是从下到上,从左到右) 3. 正确控制加热速度使分馏柱上端的温度不要超过90℃ 4. 反应烧瓶中出现白雾时,停止加热 5. 蒸馏前要加沸石				
3	洗涤干燥	30	1. 将蒸馏液分去水层后加入等体积的饱和食盐水,充分振摇后静止分层 2. 洗涤时,上层走上口,下层走下口 3. 洗涤分水时,水层应尽可能分离完全 4. 无水氯化钙的使用量控制,干燥时间应在半个小时以上				
4	重蒸馏	20	1. 粗产物要充分干燥后方可进行蒸馏 2. 所有仪器干净、干燥,且接受瓶称重 3. 蒸馏时需加沸石				
5	实训态度	5	1. 实事求是的科学实验作风 2. 遵守实验、实训规章制度、安全守则 3. 实训服保持清洁,认真操作,不高声谈笑				
6	实训习惯	5	1. 台面整洁、仪器摆放有序,爱护仪器、节约试剂 2. 操作规范,有条不紊,实训报告书写规范 3. 实训结束,能很好地做好收尾工作				
	总分						

测试时间：　　年　　月　　日　　考评教师：

任务七 乙酸乙酯的制备

（2课时）

【乙酸乙酯的制备实训预习提要】

专业、班级_____　学号_____　姓名_____

日期_____　　成绩_____　　指导教师签字_____

1. 在实训中用哪些药品制备乙酸乙酯？

2. 为什么要用回流装置制备乙酸乙酯？

3. 用哪些化学方法可以鉴别乙酸乙酯？

实训目的

1. 熟练掌握回流、洗涤、分液漏斗的使用等制备乙酸乙酯的基本操作。
2. 了解酯化反应的原理和方法。

 实训内容

一、实训原理

羧酸和醇分子之间脱水生成酯的反应,称酯化反应。本实验是使乙酸和乙醇在浓硫酸催化下,生成乙酸乙酯。反应方程式如下:

$$CH_3COOH + CH_3CH_2OH \underset{\triangle}{\overset{H^+}{\rightleftharpoons}} CH_3COOC_2H_5 + H_2O$$

酯化反应是可逆反应,为了使反应向生成酯的方向进行,提高酯的产率,可以增加反应物(酸或醇)的浓度,或者移去生成物(酯或水)的方法。本实验是用过量的无水乙醇和冰醋酸作用,使平衡向生成酯的方向移动。

二、实训用物

125 ml 分液漏斗,500 ml 平底烧瓶,冷凝管,量筒,无水乙醇,冰乙酸,浓硫酸,饱和碳酸钠,饱和食盐水,沸石,烧杯。

三、操作要点

操作要点	图解
1. 在 125 ml 的单口平底烧瓶中装入 12 ml 无水乙醇,10 ml 乙酸和 1 ml 浓硫酸,再加入三粒沸石。	
2. 组建回流装置,冷凝管下端进水,上端出水。	

操作要点	图解
3. 加热回流40分钟(图7-1)。	 图7-1
4. 先撤火,再撤去冷凝管(图7-2)。	 图7-2
5. 往烧瓶中加入15 ml饱和碳酸钠洗去多余的酸;加入15 ml饱和食盐水洗去多余的醇。	

操作要点	图解
6. 将烧瓶内液体倒入125 ml分液漏斗中(图7－3)。	图7－3
7. 摇动分液漏斗后静置,可看到液体分上下两层,放掉下层液体(图7－4、图7－5)。	图7－4 图7－5
8. 将上层酯层倒入烧杯,并嗅其气味。	

47

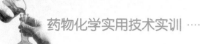
四、实训结果

经过分液漏斗分离出的上层无色透明有香味的液体即为乙酸乙酯的粗品,该粗品经过多次洗涤即为无色透明、有水果香型的乙酸乙酯精品。

品名	乙醇	乙酸	浓硫酸	乙酸乙酯
体积(ml)				

 实训思考

1. 酯化反应有什么特点?

2. 本实训如何创造条件促使酯化反应向生成乙酸乙酯的方向进行?

3. 本实训可能有哪些副反应?粗产品中会含有哪些杂质?

4. 本实训若采用乙酸过量的做法是否合适?为什么?

 知识拓展

乙酸乙酯为无色透明、有水果香味的液体,相对密度 0.902,熔点 −83℃,沸点 77℃,折光率 1.371 9,闪点 7.2℃(开杯),易燃,易挥发,能吸收水分,空气中的水蒸气也能使其缓慢分解而呈酸性反应。乙酸乙酯能与氯仿、乙醇、丙酮和乙醚混溶,在水中也有一定的溶解度(10 ml/100 ml)。它作为溶剂能溶解某些金属盐类(如氯化锂、氯化钴、氯化锌、氯化铁等)。乙酸乙酯可作萃取剂,能从水溶液中提取很多物质(磷、钨、砷、钴)。乙酸乙酯可用于乙基纤维素、硝酸纤维素、赛璐珞、清漆、涂料、人造革、油毡、人造纤维、印刷油墨的制造等,也可作人造珍珠的黏结剂,药物和有机酸的萃取剂以及水果味香料的原料。另外,我们常说陈酒醇香味美,就是因为酒陈后产生了少量乙酸乙酯所致。

【乙酸乙酯的制备实训评分标准】

班级：　　　　姓名：　　　　　学号：　　　　　　得分：

测试项目		指标分值	测评标准				项目得分
			完全达到	基本达到	部分达到	少量达到	
1	实训原理	10	掌握酯化反应的原理				
2	乙酸乙酯制备	70	1.烧瓶清洗,取试剂方式正确,取量准确 2.回流装置搭建规范、正确 3.进水管、出水管连接正确 4.加热操作方法正确 5.拆火操作方法正确 6.洗涤操作方法正确 7.使用分液漏斗操作方法正确				
3	产品分析	10	闻气味的方式正确				
4	实训态度	5	1. 实事求是的科学实训作风 2. 遵守实训规章制度、安全守则 3. 实验服保持清洁,认真操作,不高声谈笑				
5	实训习惯	5	1. 台面整洁、仪器摆放有序、爱护仪器、节约试剂 2. 操作规范,有条不紊,实训报告书写规范 3. 实训结束,能很好地做好收尾工作				
	总分						

测试时间：　　年　　月　　日　　　考评教师：

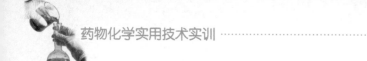
第二部分 有机物及药物重要性质与鉴定实训

任务八 烃的性质

（2 课时）

【烃的性质实训预习提要】

专业、班级_____ 学号_____ 姓名_____

日期_____ 成绩_____ 指导教师签字_____

1. 预习饱和烃与不饱和烃的化学性质。

2. 预习苯的化学性质及反应方程式。

3. 预习苯与苯的同系物的化学性质的差别。

4. 预习实训室安全规则。

实训目标

1. 掌握饱和烃与不饱和烃、苯与甲苯的鉴别方法。
2. 学会饱和烃与不饱和烃、苯与甲苯性质的实验操作。
3. 学会苯的硝化反应的实训操作及相关仪器的使用方法。

实训内容

一、实训原理

（一）烃的性质

烷烃分子中所有的键都是饱和的 σ 键，σ 键键能大，不易断裂，因此烷烃的化学性质稳定，通常情况下，不与强酸、强碱、强氧化剂、强还原剂等作用。

不饱和烃（烯烃和炔烃）分子中既有 σ 键又有 π 键，π 键键能小，易断裂，易发生加成反应、氧化反应和聚合反应等反应。

芳香烃分子中含有大 π 键，其性质介于烷烃和不饱和烃之间，易发生取代反应而难发生氧化反应和加成反应，显示出芳香性。芳香烃的同系物性质比芳香烃要活泼，能够被酸性高锰酸钾氧化，使高锰酸钾溶液退色。

（二）实训用物

1. 仪器　试管、试管架、电热水浴箱、50 ml 烧杯、50 ml 量筒。
2. 试剂　1 g/L 的 $KMnO_4$、3 mol · L^{-1} 的 H_2SO_4、液体石蜡、松节油、溴水、苯、甲苯、浓 H_2SO_4、浓 HNO_3。

二、操作要点

操作要点	图解
1. 饱和烃的性质　取二支试管，一支加入 1 g/L 的 $KMnO_4$ 溶液 5 滴和 3 mol · L^{-1} 的 H_2SO_4 溶液 1 滴，振荡；另一支加入 10 滴溴水（图 8-1，图 8-2）。同时加入 10 滴液体石蜡（图 8-3）振荡，观察现象（图 8-4）。	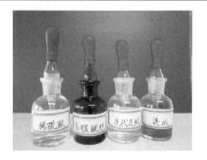 图 8-1

操作要点	图解
	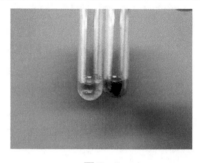 图 8 - 2 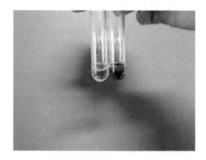 图 8 - 3 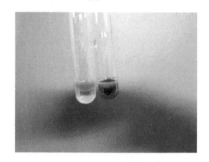 图 8 - 4
2. 不饱和烃的性质(图 8 - 5)　取二支试管,一支加入 1 g/L 的 KMnO₄ 溶液 5 滴和 3 mol·L⁻¹的 H₂SO₄ 溶液 1 滴,振荡;另一支加入 10 滴溴水(图 8 - 6)。同时加入 10 滴松节油(图 8 - 7)振荡,观察现象(图 8 - 8)。	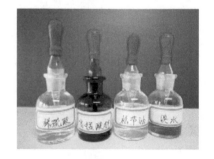 图 8 - 5

操作要点	图解
	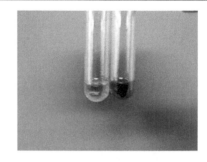 图 8-6 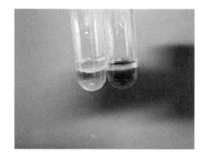 图 8-7 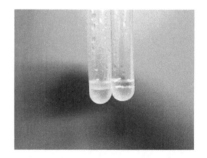 图 8-8
3. 芳香烃的化学性质 　(1) 苯和甲苯的性质(图 8-9):取二支试管,一支加入苯 10 滴,另一支加入甲苯 10 滴。同时加入 1 滴 3 mol·L^{-1} 的 H$_2$SO$_4$ 溶液和 2 滴 1 g/L 的 KMnO$_4$ 溶液(图 8-10)振荡,观察现象(图 8-11)。	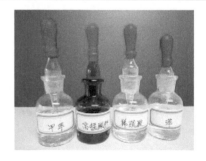 图 8-9

操作要点	图解
（2）苯的硝化反应（图 8－12）：在干燥的大试管中加入浓硫酸 30 滴和浓硝酸 30 滴，振荡混匀后逐滴加入苯 30 滴，边加边剧烈振荡，然后将试管放入 60℃的水浴箱中加热约 10 分钟（图 8－13），取出冷却后将试管内液体倒入盛有 20 ml 水的量筒中，观察量筒底部的生成物颜色、状态，并闻其气味（图 8－14）。	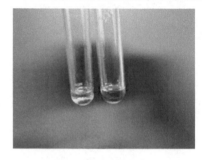 图 8－10 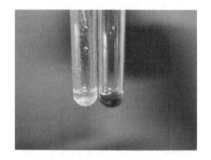 图 8－11 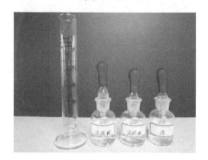 图 8－12 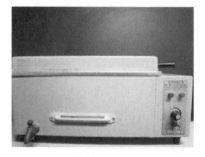 图 8－13

操作要点	图解
	     图 8－14

三、实训结果

表 8－1 饱和烃的性质

试管	操作				现象	解释
	高锰酸钾	稀硫酸	溴水	液体石蜡		
1	5 滴	1 滴	—	10 滴		
2	—	—	10 滴	10 滴		

表 8－2 不饱和烃的性质

试管	操作				现象	解释
	高锰酸钾	稀硫酸	溴水	松节油		
1	5 滴	1 滴	—	10 滴		
2	—	—	10 滴	10 滴		

表 8－3 芳香烃的性质

试管	操作				现象	解释
	苯	甲苯	稀硫酸	高锰酸钾		
1	10 滴	—	1 滴	1 滴		
2	—	10 滴	1 滴	1 滴		
苯的硝化反应	在干燥的大试管中加入浓硫酸 30 滴和浓硝酸 30 滴，振荡混匀后逐滴加入苯 30 滴，边加边剧烈振荡，然后将试管放入 60℃ 的水浴箱中加热约 10 分钟，取出冷却后将试管内液体倒入盛有 20 ml 水的量筒中，观察量筒底部的生成物颜色、状态，并闻其气味					

实训思考

1. 饱和烃与不饱和烃对氧化剂和溴水的不同表现与其化学键的键型有何关系？σ 键和 π 键哪个更稳定？

2. 苯与甲苯对氧化剂的不同表现与其结构有何关系？大 π 键有何特征？

知识拓展

医药中常用的烷烃主要是液体石蜡和凡士林。液体石蜡是含 18～24 个碳原子的烷烃混合物，为无色、无味的透明液体，医药上常用作润滑剂，也用作配制滴鼻剂或喷雾剂的基质，由于它在肠内不吸收，临床上也用作缓泻剂；凡士林是液体石蜡和固体石蜡的混合物，一般为黄色软膏状半固体，化学性质稳定，不易与软膏中的药物起化学反应，且不被皮肤吸收，因此在医药上常用作软膏类药物(如眼膏等)的基质，此外亦常作为一些医疗器械的保护剂。

【烃的性质实训评分标准】

班级：　　　　　　姓名：　　　　　　学号：　　　　　　得分：

测试项目		指标分值	测评标准				项目得分
			完全达到	基本达到	部分达到	少量达到	
1	实训原理	10	1. 饱和烃的性质 2. 不饱和烃的性质 3. 芳香烃的性质				
2	操作过程	80	1.试管清洗,拿取试剂方式正确 2.滴管操作正确,取量正确 3.振荡充分、按操作顺序 4.大试管用酒精灯干燥方法正确 5.向浓硫酸中加入浓硝酸时是否振荡 6.向混合浓酸中是否逐滴加入苯并振荡 7.放入水浴箱时间是否足够。水浴箱盖放置是否正确 8.取出后将试管内液体倒入盛有水的量筒中前是否冷却 9.闻气味的方式是否正确				
3	实训态度	5	1. 实事求是的科学实训作风 2. 遵守实训规章制度、安全守则 3. 实验服保持清洁,认真操作,不高声谈笑				
4	实训习惯	5	1. 台面整洁、仪器摆放有序,爱护仪器、节约试剂 2. 操作规范,有条不紊,实训报告书写规范 3. 实训结束,能很好地做好收尾工作				
	总分						

测试时间：　　年　　月　　日　　考评教师：

任务九 醇、酚、醚、醛和酮的性质

（2课时）

【醇、酚、醚、醛和酮的性质实训预习提要】

专业、班级_____ 学号_____ 姓名_____

日期_____ 成绩_____ 指导教师签字_____

1. 比较醇、酚、醚结构的异同点，它们的主要化学性质有哪些？

2. 如何鉴别伯醇、仲醇和叔醇？

3. 比较醛和酮结构的异同点？用哪些化学方法可以鉴别醛和酮？

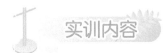

1. 进行醇、酚、醚、醛和酮的化学性质实训。

2. 学会设计:①伯醇、仲醇和叔醇;②一元醇和多元醇;③醇和酚;④醛和酮类物质的鉴别方案,并能进行实训操作。

3. 具有严谨求实、认真的科学态度,养成爱护公物、节省试剂的良好习惯。

实训内容

一、实训原理

羟基是醇的官能团,O—H 和 C—O 键较容易断裂,同时 α—H 和 β—H 有一定的活泼性,因此,醇能与金属钠发生反应、能发生氧化反应、消除反应等;多元醇除了具有一般的化学性质,由于它们分子中相邻羟基的相互影响,具有一定的弱酸性,如甘油能与氢氧化铜作用。

酚类化合物中含有羟基,但酚羟基直接与苯环相连,p—π 共轭体系增加酚羟基氢氧键的极性,使酚溶液显示弱酸性,易被氧化。而苯环受酚羟基的供电性的影响,使得苯环上的 H 的活性增强,易发生取代反应。

醛和酮属于羰基化合物,具有相似的化学性质,如发生羰基上的加成反应、发生在 α 位活泼 H 的反应和还原反应;但在醛分子中,醛基上氢原子由于受羰基的影响比较活泼,易被氧化,即使是一些弱氧化剂也能将其氧化,而酮不行。

二、实训用物

1. **仪器** 试管、试管架、酒精灯、镊子、小刀、滤纸、量筒、烧杯、滴管、平面皿、石棉网、三角架。

2. **试剂** 无水乙醇、正丁醇、仲丁醇、叔丁醇、甘油、苯酚、0.2 mol·L⁻¹苯酚溶液、0.2 mol·L⁻¹邻苯二酚溶液、0.2 mol·L⁻¹苯甲醇溶液、乙醚、金属钠、酚酞试液、蓝色石蕊试纸、稀硫酸、浓硫酸、浓盐酸、0.17 mol·L⁻¹重铬酸钾溶液、卢卡斯试剂、2.5 mol·L⁻¹氢氧化钠溶液、0.3 mol·L⁻¹硫酸铜溶液、饱和碳酸氢钠溶液、饱和溴水、0.06 mol·L⁻¹三氯化铁溶液、0.03 mol·L⁻¹高锰酸钾溶液、甲醛水溶液(福尔马林)、乙醛、苯甲醛、丙酮、乙醇、2,4-二硝基苯肼试剂、碘试剂、1.25 mol·L⁻¹氢氧化钠溶液、0.05 mol·L⁻¹硝酸银溶液、0.5 mol·L⁻¹氨水溶液、斐林试剂 A 液(0.2 mol·L⁻¹硫酸铜溶液)、斐林试剂 B 液(0.8 mol·L⁻¹酒石酸钾钠的氢氧化钠溶液)、希夫试剂。

三、操作要点

操作要点	图解
1. 醇与金属钠的反应 （1）取 3 支干燥的试管，编号，分别加入 1 ml 蒸馏水、无水乙醇和正丁醇，再各放入一粒（绿豆大小）洁净的金属钠（图 9-1～图 9-3），观察反应速度的差异。	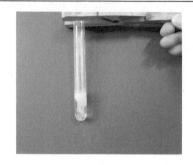 图 9-1 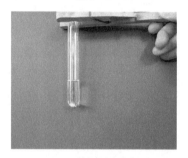 图 9-2 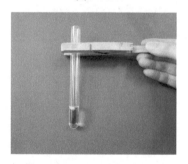 图 9-3
（2）待金属钠完全溶解以后，金属钠与乙醇反应后的溶液倒在平面皿上，使剩余的乙醇挥发，必要可水浴加热表面皿。乙醇挥发后残留在表面皿上的固体为乙醇钠（图 9-4）。	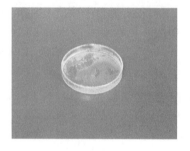 图 9-4

操作要点	图解
（3）滴加数滴水于乙醇钠上使其溶解，然后再滴入 1 滴酚酞试液（图 9 - 5）。记录并解释发生的现象。	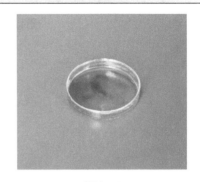 图 9 - 5
2. 醇的氧化反应　取试管 4 支，编号，分别加入正丁醇、仲丁醇、叔丁醇各 10 滴，4 号试管中加入 10 滴蒸馏水作为对照（图 9 - 6）。然后各加入 1 ml 稀硫酸、10 滴 0.17 mol·L^{-1} 重铬酸钾溶液并振荡，观察现象（图 9 - 7），记录并解释发生的现象。	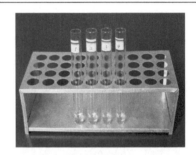 图 9 - 6 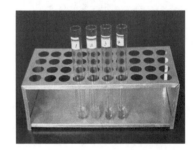 图 9 - 7
3. 醇与卢卡斯试剂的反应　取试管 3 支，分别加入正丁醇、仲丁醇、叔丁醇各 10 滴，在 50～60℃ 水浴中预热片刻。然后同时向 3 支试管中加入卢卡斯试剂各 1 ml，振荡，静置，记录并解释发生的现象。	

操作要点	图解
4. 甘油与氢氧化铜的反应　取试管 2 支,各加入 1 ml 2.5 mol·L^{-1}氢氧化钠溶液和 10 滴 0.3 mol·L^{-1}硫酸铜溶液,摇匀。然后往一支试管中加入 1 ml 乙醇,振荡;往另一支试管中加入 1 ml 甘油,振荡,观察现象(图 9-8),记录并解释发生的现象。	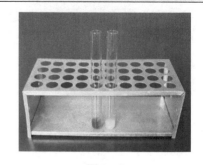 图 9-8
5. 酚的弱酸性　取一条蓝色石蕊试纸,放在平面皿上,用蒸馏水润湿,在试纸上滴加一滴 0.2 mol·L^{-1}苯酚溶液,记录并解释发生的现象。另取试管 2 支,各加少许苯酚和 1 ml 水振荡,观察苯酚是否溶解。然后往一支试管中加入 1 ml 2.5 mol·L^{-1}氢氧化钠溶液,振荡;往另一支试管中加入 1 ml 饱和碳酸氢钠溶液,振荡,记录并解释发生的现象。	
6. 酚与溴水的反应　在试管中加入 1 ml 饱和溴水,再滴入 2 滴 0.2 mol·L^{-1}苯酚溶液,振荡,记录并解释发生的现象。	
7. 酚与三氯化铁的显色反应　取小试管 3 支,分别加入 0.2 mol·L^{-1}苯酚溶液、0.2 mol·L^{-1}邻苯二酚溶液、0.2 mol·L^{-1}苯甲醇溶液各 5 滴,再各滴入 1 滴 0.06 mol·L^{-1} FeCl$_3$ 溶液振荡(图 9-9),观察现象,记录并解释发生的现象。	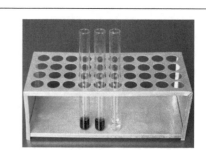 图 9-9
8. 酚的氧化反应　在试管中加入 1 ml 0.2 mol·L^{-1}苯酚溶液,再加入 10 滴 2.5 mol·L^{-1}氢氧化钠溶液,最后加入 5~6 滴 0.03 mol·L^{-1}高锰酸钾溶液,记录并解释发生的现象。	

操作要点	图解
9. 醚生成𰋁盐的反应　取两支干燥的大试管，分别加入浓硫酸、浓盐酸各 2 ml，放在冰浴中冷却。另取 1 支试管，加入 2 ml 乙醚，也放在冰浴中冷却。在冷却状态下，分次将冷的乙醚平均加到上述两试管中，边加边振荡。观察现象，闻其气味。然后再分别加入 5 ml 冰水，振荡。观察现象，闻其气味，注意乙醚气味是否重现。记录并解释发生的现象。	
10. 与 2,4-硝基苯肼的反应　取 4 支试管，分别加入 3 滴甲醛、乙醛、丙酮、苯甲醛(图 9 - 10)，再加入 10 滴 2,4-二硝基苯肼试剂，充分振荡后，静置片刻，观察现象(图 9 - 11)，记录并解释发生的现象。	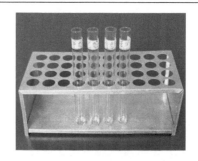 图 9 - 10 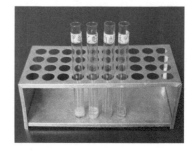 图 9 - 11
11. 碘仿反应　取 4 支试管，分别加入 5 滴甲醛、乙醛、乙醇、丙酮，再各加入 10 滴碘试剂，然后分别滴加 1.25 mol·L⁻¹氢氧化钠溶液至碘的颜色恰好褪去。振荡，观察有无沉淀生成，若无沉淀，可在温水浴中温热数分钟，冷却后再观察。记录并解释发生的现象。	

操作要点	图解
12. 银镜反应 在 1 支大试管中加 2 ml 0.05 mol·L⁻¹硝酸银液，再加入 1 滴 1.25 mol·L⁻¹氢氧化钠溶液。然后边振荡边滴加 0.5 mol·L⁻¹氨水，直至生成的沉淀恰好溶解为止（即得托伦试剂）。把配好的托伦试剂分装在 4 支洁净的试管中，分别加入 2 滴甲醛、乙醛、丙酮、苯甲醛，摇匀后放在 60℃左右的水浴中加热（图 9－12）。 观察实训结果（图 9－13），记录（图 9－14）并解释发生的现象。	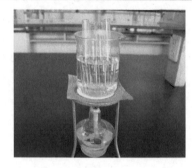 图 9－12 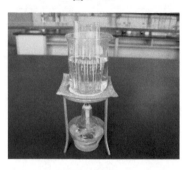 图 9－13 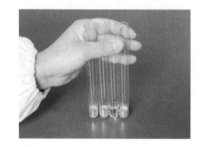 图 9－14
13. 斐林反应 在 1 支大试管中各加 2 ml 斐林试剂 A 液和斐林试剂 B 液，混合均匀（即得斐林试剂），然后分装到 4 支洁净的试管中，再分别加入 2 滴甲醛、乙醛、丙酮、苯甲醛，振荡，放在 80℃水浴中加热 2～3 分钟，记录并解释发生的现象。	
14. 希夫反应 取 4 支试管，分别加入 5 滴甲醛、乙醛、乙醇、丙酮，然后各加入 10 滴希夫试剂，记录并解释发生的现象。	

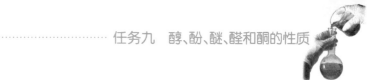

操作要点	图解
15. 与亚硝酰铁氰化钠反应　取 2 支试管,各加入 1 ml 0.05 mol·L^{-1} Na[Fe(CN)$_5$NO] 和 10 滴 0.5 moL·L^{-1}氨水,摇匀,再分别加入 5 滴乙醛和丙酮,记录并解释发生的现象。	
(实训提示:在实训过程中要及时记录观察到的现象,以便解释分析发生的现象)	

四、实训结果

根据实训结果填表。

表 9-1　醇的性质

试管	操作(需水浴加热)				现象	解释
	正丁醇	异丁醇	叔丁醇	卢卡斯试剂		
1	10 滴			1 ml		
2		10 滴		1 ml		
3	—	—	10 滴	1 ml		

表 9-2　酚的性质

试管	操作				现象	解释
	苯酚	邻苯二酚	苯甲醇	三氯化铁		
1	5 滴	—	—	1 滴		
2	—	5 滴	—	1 滴		
3	—	—	5 滴	1 滴		

表 9-3　醛和酮的性质

试管	操作(需水浴加热)					现象	解释
	甲醛	乙醛	丙酮	苯甲醛	托伦试剂		
1	2 滴	—	—		1 ml		
2	—	2 滴	—		1 ml		
3	—	—	2 滴		1 ml		
4	—	—	—	2 滴	1 ml		

实训思考

1. 为什么卢卡斯试剂可以鉴别伯醇、仲醇、叔醇？应用此方法时有什么限制？

2. 为什么苯酚能溶于氢氧化钠溶液而不能溶于碳酸氢钠溶液？

3. 乙醚生成烊盐时为什么要进行冷却？生成的烊盐加水后发生什么变化？

4. 哪些试剂可以用于醛、酮的鉴别？

5. 现有五瓶失去标签的有机化合物，它们可能是乙醇、甲醛、乙醛、苯甲醛、苯甲醇、丙酮，请设计一个方案，将它们的标签一一贴上。

6. 进行银镜反应时要注意哪些事项？

知识拓展

甲醛是无色、具有强烈气味的刺激性气体，其40%的水溶液通称福尔马林，可用作消毒剂、杀菌剂、还原剂、保存动物尸体作标本、合成树脂、杀虫剂、仓库熏蒸剂。还可用于合成酚醛树脂、脲醛树脂等高分子化合物。甲醛是原浆毒物，能与蛋白质结合，吸入高浓度甲醛后，会出现呼吸道的严重刺激和水肿、眼刺痛、头痛，也可发生支气管哮喘。皮肤直接接触甲醛，可引起皮炎、色斑、坏死。经常吸入少量甲醛,能引起慢性中毒,出现黏膜充血、皮肤刺激症、过敏性皮炎、角化和脆弱、甲床指端疼痛。孕妇长期吸入可能导致新生婴儿畸形,甚至死亡。男子长期吸入可导致男子精子畸形、死亡,性功能下降,严重的可导致白血病,气胸,生殖能力缺失,全身症状有头痛、乏力、胃纳差、心悸、失眠、体重减轻以及自主神经紊乱等,生活中要谨防甲醛污染给人带来的危害。

【醇、酚、醚、醛和酮的性质实训评分标准】

班级:　　　　　　姓名:　　　　　　学号:　　　　　　得分:

	测试项目	指标分值	测评标准				项目得分
			完全达到	基本达到	部分达到	少量达到	
1	实训原理	15	1. 醇的性质 2. 酚的性质 3. 醛和酮的性质				
2	操作过程	75	1. 试管清洗,拿取试剂方式正确 2. 滴管操作正确,取量正确 3. 振荡充分、按操作顺序 4. 钠块大小适中,放入试管方法正确 5. 试管编号,摆放顺序正确 6. 正确向试管加入液体试剂 7. 水浴加热操作正确,水浴温度能达到要求 8. 银镜是否生成及是否光亮 9. 颜色反应,生成物的颜色明显,便于分辨 10. 闻气味的方式是否正确				
3	实训态度	5	1. 实事求是的科学实训作风 2. 遵守实训规章制度、安全守则 3. 实验服保持清洁,认真操作,不高声谈				
4	实训习惯	5	1. 台面整洁、仪器摆放有序,爱护仪器、节约试剂 2. 操作规范,有条不紊,实训报告书写规范 3. 实训结束,能很好地做好收尾工作				
	总分						

测试时间:　　　年　　月　　日　　　考评教师:

任务十 糖类和含氮化合物的性质

（2课时）

【糖类和含氮,化合物的性质实训预习提要】

专业、班级_____ 学号_____ 姓名_____

日期_____ 成绩_____ 指导教师签字_____

1. 什么是糖类？单糖和双糖、多糖有什么关系？

2. 还原糖和非还原糖在结构和性质上有什么差异？

3. 氨和胺类结构上有什么关系？比较伯胺、仲胺、叔胺在结构和性质上的差异。

实训目的

1. 进行糖类、脂肪胺、芳香胺和酰胺主要化学性质的实验操作。
2. 学会糖类化合物的鉴别操作。
3. 进一步练习点滴板、试管和水浴加热的基本操作。
4. 学会在显微镜下观察糖脎的晶形。

实训内容

一、糖类和含氮化合物的性质

1. 糖类化合物分成还原性糖和非还原糖两大类,还原性糖具有还原性,能被弱氧化剂氧化,还能发生成苷反应、成脎反应,非还原性糖则不行。

2. 低聚糖和多糖在酸或酶催化条件下,均可发生水解反应。

3. 胺的氮原子上有孤对电子,可以接受质子形成盐,具有一定的碱性。伯胺和仲胺分子中氮原子上连有氢原子,可以和酰卤、酸酐发生酰化反应,而叔胺则不起反应。通常利用酰化反应区别或分离伯胺、仲胺、叔胺。

二、实训用物

1. 仪器　试管、试管夹、水浴锅、酒精灯、白瓷点滴板、滴管、玻璃棒、显微镜。

2. 药品　$0.1\ mol \cdot L^{-1}$葡萄糖溶液、$0.1\ mol \cdot L^{-1}$果糖溶液、$0.05\ mol \cdot L^{-1}$蔗糖溶液、$0.05\ mol \cdot L^{-1}$麦芽糖溶液、$20\ g \cdot L^{-1}$淀粉溶液、碘试剂、浓 HCl、浓 H_2SO_4、浓 HNO_3、$1\ mol \cdot L^{-1}\ Na_2CO_3$ 溶液、$2.5\ mol \cdot L^{-1}\ NaOH$ 溶液、$5\ mol \cdot L^{-1}$尿素、$0.05\ mol \cdot L^{-1}\ CuSO_4$ 溶液、$0.1\ mol \cdot L^{-1}\ HCl$溶液、$1.45\ mol \cdot L^{-1}\ NaNO_3$ 溶液、班氏试剂、莫立许试剂、塞利凡诺夫、饱和溴水、甲胺、苯胺、尿素、红色石蕊试纸、碘化钾淀粉试纸、β-萘酚碱液、N-甲基苯胺、N,N-二甲基苯胺。

三、操作要点

操作要点	图解
1. 糖的还原性 （1）与班氏试剂的反应:取 4 支试管,编号。各加班氏试剂 1 ml,再分别滴入 $0.1\ moL \cdot L^{-1}$葡萄糖溶液、$0.1\ mol \cdot L^{-1}$果糖溶液、$0.05\ mol \cdot L^{-1}$麦芽糖溶液、$0.05\ mol \cdot L^{-1}$蔗糖溶液各 5 滴,摇匀(图 10-1),放在水浴中加热 2～3 分钟(图 10-2),记录(图 10-3)并解释发生的现象。	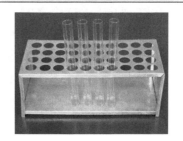 图 10-1

操作要点	图解
（2）与斐林试剂的反应：取斐林溶液 A 和 B 各 2.5 ml 混合均匀后，分装于 4 支试管，编号。再分别加入上述的各种糖溶液 5 滴，摇匀，放在水浴中加热 2～3 分钟，记录并解释发生的现象。 （3）与托伦试剂的反应：制备托伦试剂约 10 ml，均分于 4 支干净的试管中，编号。再分别加入上述的各种糖溶液 5 滴，摇匀，将试管放在 60％的热水浴中加热数分钟，记录并解释发生的现象。	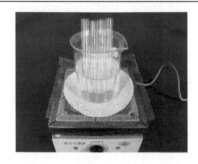 图 10－2 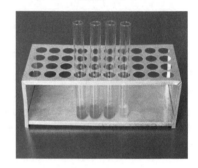 图 10－3
2. 糖的颜色反应 （1）莫立许反应：取 4 支试管，编号。分别加入 0.1 mol·L^{-1}葡萄糖溶液、0.1 mol·L^{-1}果糖溶液、0.05 mol·L^{-1}麦芽糖溶液、0.05 mol·L^{-1}蔗糖溶液各 1 ml，再各加 2 滴莫立许试剂，摇匀。将试管倾斜成 45°角，沿管壁慢慢加入浓硫酸 1 ml，使硫酸和糖液之间有明显的分层，观察两层之间的颜色变化。数分钟内如无紫色环出现，可在水浴中温热后再观察变化（切勿振荡），记录并解释发生的现象。 （2）塞利凡诺夫反应：取 4 支试管，编号。各加塞利凡诺夫试剂 1 ml，再分别加入 0.1 mol·L^{-1}葡萄糖溶液、0.1 mol·L^{-1}果糖溶液、0.05 mol·L^{-1}麦芽糖溶液、0.05 mol·L^{-1}蔗糖溶液各 5 滴，摇匀，浸在沸水浴中加热 2 分钟，记录并解释发生的现象。	

操作要点	图解
（3）淀粉与碘的反应：取 1 支试管，加入 20 g·L^{-1}淀粉溶液 1 滴、4 ml 蒸馏水（图 10－4）和 1 滴碘试剂（图 10－5），观察颜色的变化。 将此溶液加热至沸（图 10－6），然后再冷却（图10－7），观察颜色的变化，记录并解释发生的现象。	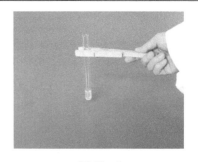 图 10－4 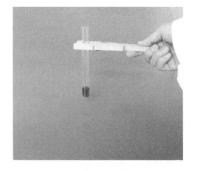 图 10－5 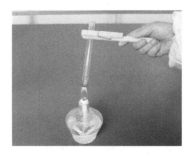 图 10－6 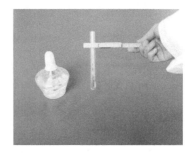 图 10－7

操作要点	图解
3. 蔗糖和淀粉的水解 （1）取 2 只试管，各加入 0.05 mol·L^{-1} 蔗糖溶液 1 ml，然后于第一支试管中加入 3 滴浓盐酸，第二只试管中加入 3 滴蒸馏水，摇匀后将两支试管同时放入沸水浴中加热 5～10 分钟。取出冷却后，第一支试管中加入 1 mol·L^{-1} Na$_2$CO$_3$ 溶液中和至弱碱性（加到没有气泡发生为止，或用石蕊试纸检查）。然后向 2 只试管中各加入班氏试剂 10 滴，摇匀，再放入沸水中加热 2～3 分钟。记录并解释发生的现象。 （2）在试管中各加入 20 g·L^{-1} 淀粉溶液 2 ml 和 3 滴浓盐酸，摇匀后放入沸水浴中加热。加热过程中每间隔 5 分钟取出 2 滴于点滴板，用碘试剂检验是否变色，直至淀粉全部水解。用 1 mol·L^{-1} Na$_2$CO$_3$ 溶液中和水解后的溶液至弱碱性（加到没有气泡发生为止，或用石蕊试纸检查），然后加入班氏试剂 1 ml，摇匀，再放入沸水中加热 2～3 分钟，记录并解释发生的现象。	
4. 糖脎的生成　分别取 1 ml 5% 葡萄糖、果糖、蔗糖、麦芽糖溶液于四支试管中，加入 0.5 ml 10% 苯肼盐酸盐溶液和 0.5 ml 15% 醋酸钠溶液。在沸水浴中加热并不断振摇，比较产生糖脎的速率，记录成脎的时间，并在显微镜下观察糖脎的晶形（图 10-8）。	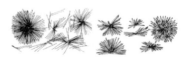 （1）葡萄糖脎　　（2）麦芽糖脎 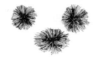 （3）乳糖脎 **图 10-8**
5. 胺的碱性 （1）用干净的玻璃棒蘸取甲胺和苯胺溶液，分别滴在湿润的 pH 试纸上，比较它们的碱性强弱。记录并解释发生的现象。 （2）取一支试管加入 3 滴苯胺和 1 ml 水，振荡（图 10-9），观察，然后加入浓盐酸 2～3 滴（图 10-10），振荡（图 10-11）。记录并解释发生的现象。	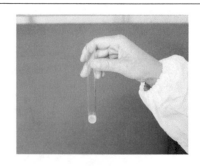 **图 10-9**

操作要点	图解
	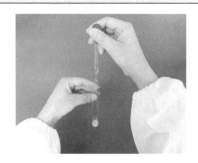 图 10 - 10 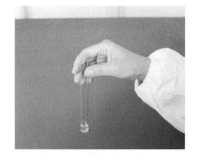 图 10 - 11

6. 胺与亚硝酸的反应　取 3 支大试管,编号。分别加入苯胺、N-甲基苯胺和 N,N-二甲基苯胺各 5 滴,然后各加入 1 ml 浓盐酸和 2 ml 水。另取 3 支试管,各加入 0.3 g 亚硝酸钠晶体和 2 ml 水,振荡使其溶解。并把所有试管放在冰浴中冷却到 0℃。

Ⅰ号试管:往其中慢慢滴加亚硝酸钠溶液,不断振荡,直到取出反应液 1 滴,滴在碘化钾淀粉试纸上,出现蓝色,停止加亚硝酸钠。加入数滴 p-萘酚碱液,析出橙红色沉淀。

Ⅱ号试管:往其中慢慢滴加亚硝酸钠溶液,直到有黄色固体或黄色油状物析出,加碱到碱性而不变色。

Ⅲ号试管:往其中慢慢滴加亚硝酸钠溶液,到有黄色固体生成,加碱到碱性,固体变绿色。记录并解释上述一系列现象,并得出相应的结论。

操作要点	图解
7. 磺酰化反应　分别取苯胺、N-甲基苯胺和 N，N-二甲基苯胺的样品 0.5 ml 于入三支试管中，再各加入 5 ml 10％氢氧化钠液和 10 滴苯磺酰氯，塞住管口用力振荡 3 分钟，拿下塞子，在水浴中温热至苯磺酰氯气味消失为止，冷却溶液，用试纸检查是否呈碱性，若不呈碱性，应加氢氧化钠使呈碱性，观察现象。若再用浓盐酸酸化，结果又怎样？	
8. 苯胺的特性 （1）与溴水反应：在 1 支试管中，加入 1 滴苯胺和 2～3 ml 水（图 10 - 12），振荡后逐滴加入饱和溴水 2～3 滴（图 10 - 13），记录并解释发生的现象，并写出反应方程式。 （2）氧化反应：取苯胺水溶液 2 滴滴于平面皿上，加稀盐酸和重铬酸钾溶液各 2 滴，记录并解释发生的现象。	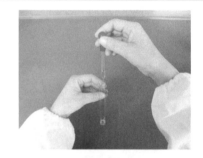 图 10 - 12 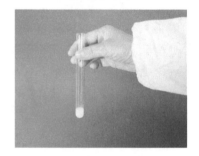 图 10 - 13
9. 重氮化反应和偶合反应　取苯胺 10 滴，加 15 滴水和 15 滴浓盐酸，将试管放在冰水中冷却至 0～5℃，缓慢加入 10％亚硝酸钠溶液，随时加以搅拌（注意保持温度在 5℃以下），直到反应液对淀粉碘化钾试纸呈现蓝色为止，放置 5 分钟，即得重氮盐溶液，保存在冷却剂中。取重氮盐溶液 1 ml，加 3 滴苯酚碱性溶液，振荡，观察现象。	

操作要点	图解
10. 尿素的性质 （1）尿素的弱碱性：取 1 支试管，加入 5 mol·L^{-1}尿素溶液 5 滴，然后加入 5 滴浓硝酸。记录并解释发生的现象，写出反应方程式。 （2）尿素的水解：在 1 支试管中，加入 2.5 mol·L^{-1} NaOH 溶液 10 滴，5 mol·L^{-1}尿素溶液 5 滴，将试管加热，并将红色的试蕊试纸放在试管口，观察颜色的变化。记录并解释发生的现象，写出反应方程式。 （3）缩二脲的生成和缩二脲反应：取 1 支干燥的试管，加入约 0.2 g 固体尿素，在酒精灯焰上加热至熔化（图 10-14）。 　　随即有氨气放出，闻其气味或用润湿的红色试蕊试纸检查（图 10-15），继续加热至试管内的物质凝固，此生成物即是缩二脲。将试管放冷后，加入 2 ml 水和 2.5 mol·L^{-1} NaOH 溶液 3～5 滴，用玻棒搅拌并加热，尽量使固体溶解。然后将一部分上层清液转入另 1 支试管中，逐滴加入 0.05 mol·L^{-1} CuSO$_4$ 溶液 2～4 滴（图 10-16），观察颜色的变化。记录并解释发生的现象。	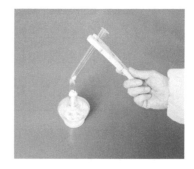 图 10-14 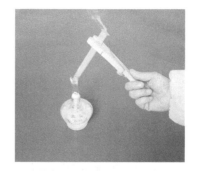 图 10-15 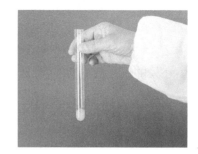 图 10-16
（实训提示：在实训过程中要及时记录观察到的现象，以便解释分析发生的现象）	

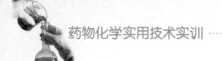

四、实训结果

1. 根据实训结果填表。

表 10 - 1　还原糖的性质

试管	操作(需水浴加热)					现象	解释
	葡萄糖	果糖	蔗糖	麦芽糖	班氏试剂		
1	5 滴	—	—	—	1 ml		
2	—	5 滴	—	—	1 ml		
3	—	—	5 滴	—	1 ml		
4	—	—	—	5 滴	1 ml		

2. 伯胺、仲胺和叔胺磺酰化反应生成物的结晶形状和颜色。

实训思考

1. 如何区别还原糖和非还原糖?

2. 比较苯胺和苯酚性质的异同点。

3. 在糖的还原性实训中,蔗糖与班氏试剂长时间加热,有时可以得到正性的结果,为什么?

知识拓展

葡萄糖是生物体内新陈代谢不可缺少的营养物质。它的氧化反应放出的热量是人类生命活动所需能量的重要来源。在食品、医药工业上可直接使用,在印染制革工业中作还原剂,在制镜工业和热水瓶胆镀银工艺中常用葡萄糖作还原剂。工业上还大量用葡萄糖为原料合成维生素 C。葡萄糖的药理作用:能补充体内水分和糖分,具有补充体液、供给能量、补充血糖、强心利尿、解毒等作用。适应证:其 5% 溶液为等渗液,用于各种急性中毒,以促进毒物排泄;10%～50% 为高溶液,用于低血糖症、营养不良,或用于心力衰竭、脑水肿、肺水肿等的治疗。

【糖和含氮化合物的性质实训评分标准】

班级:　　　　姓名:　　　　学号:　　　　得分:

	测试项目	指标分值	测评标准				项目得分
			完全达到	基本达到	部分达到	少量达到	
1	实训原理	10	1. 糖的性质 2. 含氮化合物的性质				
2	操作过程	80	1. 试管清洗,拿取试剂方式正确 2. 滴管操作正确,取量正确 3. 用托盘天平称量药品操作正确 4. 正确加热固体试剂 5. 振荡充分、按操作顺序 6. 闻气味的方式是否正确 7. 大试管用酒精灯干燥方法正确 8. 水浴加热操作正确,水浴温度能达到要求 9. 班氏反应和斐林试剂的反应,生成的砖红色沉淀明显 10. 能用显微镜观察到糖脎的晶形				
3	实训态度	5	1. 实事求是的科学实训作风 2. 遵守实训规章制度、安全守则 3. 实验服保持清洁,认真操作,不高声谈笑				
4	实训习惯	5	1. 台面整洁、仪器摆放有序,爱护仪器,节约试剂 2. 操作规范,有条不紊,实训报告书写规范 3. 实训结束,能很好地做好收尾工作				
	总分						

测试时间:　　年　　月　　日　　考评教师:

任务十一　羧酸及其衍生物的性质

（2课时）

【羧酸及其衍生物的性质实训预习提要】

专业、班级＿＿＿＿＿＿　学号＿＿＿＿＿＿　姓名＿＿＿＿＿＿

日期＿＿＿＿＿＿　成绩＿＿＿＿＿＿　指导教师签字＿＿＿＿＿＿

1. 羧酸结构上有什么特点？羧酸主要化学性质有哪些？

2. 制取肥皂的原理是什么？

3. 羧酸衍生物分子中都含有酰基，它们的共性是什么？

实训目的

1. 进行羧酸及其衍生物的主要化学性质实训操作。
2. 掌握肥皂的制备原理及性质方法。
3. 提高在工作中发现问题和解决问题的能力。

实训内容

一、实训原理

1. 羧酸分子中由于羧基中羟基氧上的孤对电子和羰基形成 p－π 共轭体系,电子向羰基转移,增大了氢氧键极性,氢易以质子形式解离,故显酸性。不同结构的羧酸其酸性强弱不同。

2. 羧酸一般不能氧化,但有些羧酸,如甲酸、草酸等,由于结构的特殊性,易被高锰酸钾氧化,所以具有还原性。

3. 草酸在加热到一定程度时容易发生脱羧反应,可用石灰水加以检验。

4. 羧酸衍生物分子中都含有酰基,所以都可以发生水解、醇解和氨解反应,生成羧酸、酯和酰胺。反应速率:酰卤＞酸酐＞酯＞酰胺。

5. 油脂和氢氧化钠共煮,水解为高级脂肪酸钠和甘油,前者经加工成型后就是肥皂。

二、实训用物

1. 仪器　试管、酒精灯、玻璃棒、三角架、量筒等。

2. 药品　甲酸、草酸、乙酸、苯甲酸、冰醋酸、无水乙醇、乙酰氯、苯胺、乙酸酐、10％氢氧化钠溶液、20％氢氧化钠溶液、30％～40％氢氧化钠溶液、10％盐酸、石灰水、稀硫酸(1∶5)、浓硫酸、10％硫酸溶液、0.5％高锰酸钾溶液、蒸馏水、20％碳酸钠溶液、2％硝酸银溶液、刚果红试纸、红色石蕊试纸、1％乙酰乙酸乙酯溶液、2,4-二硝基苯肼、1％三氯化铁、饱和溴水、猪油、饱和食盐水等。

三、操作要点

操作要点	图解
1. 酸性试验　将甲酸、乙酸各5滴及草酸0.2 g分别溶于2 ml水中,然后用洗净的玻璃棒分别蘸取相应的酸液在三条刚果红试纸同一位置上画线,比较各线条的颜色和深浅程度(图11-1、图11-2)。	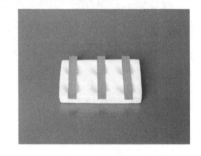 图 11-1 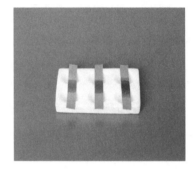 图 11-2
2. 成盐反应　取0.2 g苯甲酸晶体放入盛有1 ml水的试管中,加入10%的氢氧化钠数滴,振荡并观察现象。然后再加10%的盐酸数滴,振荡并观察现象。	
3. 氧化反应　在三支试管中分别放置0.5 ml甲酸、乙酸以及由0.2 g草酸和1 ml水所配成的溶液,然后分别加入1 ml(1∶5)的稀硫酸和2～3 ml 0.5%的高锰酸钾溶液,加热至沸,观察现象,比较速率。	

操作要点	图解
4. 脱羧反应 在装有导气管的干燥硬质大试管中,放入固体草酸少许,将试管稍微倾斜,夹在铁架上,然后加热(图 11-3),导气管插入另一盛有饱和石灰水的小试管或小烧杯中(图 11-4),观察石灰水的变化。	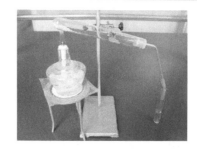 图 11-3 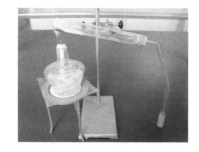 图 11-4
5. 水解反应 (1) 酰卤水解:取 1 ml 水于试管中,加入 4 滴乙酰氯,观察现象。在水解后的溶液中滴加 5% 硝酸银 2 滴,有何现象发生? (2) 酸酐水解:取 1 ml 水于试管中,加入 5 滴乙酸酐,先勿摇,观察后振摇,微热,嗅其味。	
6. 醇解反应 (1) 酰卤醇解:取 1 ml 无水乙醇于干燥试管中,沿管壁慢慢滴入 10 滴乙酰氯(反应过猛,可将试管浸入冷水中)。加 2 ml 水,用 20% Na_2CO_3 溶液中和反应液至中性,嗅其味。 (2) 酸酐醇解:取 0.5 ml 乙酸酐于干燥试管中,加 1 ml 无水乙醇,水浴加热至沸,冷却后用 10% 氢氧化钠中和至对石蕊试纸呈弱碱性,嗅其味。	

操作要点	图解
7. 氨解反应 （1）酰卤氨解：取 5 滴苯胺于干燥试管中，慢慢滴入 5 滴乙酰氯，待反应结束后，加入 5 ml 水，观察现象。 （2）酸酐氨解：取 5 滴苯胺于干燥试管中，加入 10 滴乙酸酐，混合，加热至沸，冷却后，加入 2 ml 水，观察现象（若无晶体析出可用玻璃棒摩擦试管内壁）。	
8. 乙酰乙酸乙酯的互变异构现象 （1）取 2,4-二硝基苯肼 10 滴，加 1％乙酰乙酸乙酯溶液 2～3 滴，观察结果。 （2）取 1％乙酰乙酸乙酯的乙醇溶液 5 滴，加入 1％三氯化铁 1 滴，则见有紫红色出现（图 11-5），这表明分子中有烯醇式结构。在此溶液中滴加饱和溴水 2～3 滴，紫红色消失（图 11-6）。因为溴在双键处加成，使烯醇式结构消失，但稍待片刻，颜色又重复出现（图 11-7），这是因为酮式的乙酰乙酸乙酯又有一部分变为烯醇式所致。	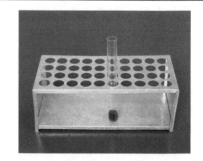 图 11-5 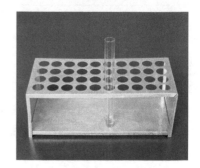 图 11-6 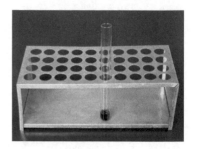 图 11-7

操作要点	图解
9. 肥皂的制备 （1）在 100 ml 烧杯里，盛 6 克猪油，加入 5 ml 95％的乙醇和 10 ml 40％的 NaOH 溶液（图 11-8）。	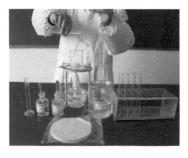 图 11-8
（2）把烧杯放在石棉网上，用小火加热，并不断用玻璃棒搅拌。在加热过程中，倘若乙醇和水被蒸发而减少应随时补充，以保持原有体积。为此可预先配制乙醇和水的混合液（1∶1）20 ml，以备添加（图 11-9）。	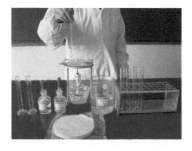 图 11-9
（3）取出几滴试样放入试管，在试管中加入蒸馏水 5～6 ml，静置时，有油脂分出，说明皂化不完全，可滴加碱液继续皂化（图 11-10）。	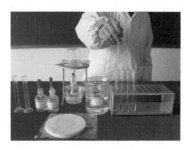 图 11-10
（4）将 60 ml 热的饱和食盐溶液慢慢加到皂化完全的黏稠液中，边加边搅拌。静置后，肥皂便盐析上浮（图 11-11），待肥皂全部析出、凝固后可用玻棒取出，肥皂即制成（图 11-12）。	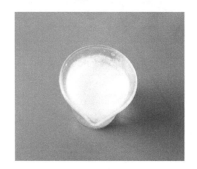 图 11-11

操作要点	图解
	     图 11 - 12
注意:(在实训过程中要及时记录观察到的现象,以便解释分析发生的现象)	

四、实训结果

1. 根据实训结果将甲酸、乙酸、草酸的酸性由强到弱排列。

2. 填表 11 - 1。

表 11 - 1　羧酸衍生物的水解

试管	操作				现象	解释
	水	乙酰氯	乙酸酐	硝酸银		
1	1 ml	4 滴	—	10 滴		
2	1 ml	—	50 滴			

3. 上交制备的肥皂。

实训思考

1. 甲酸、乙酸、草酸哪一个酸性强？为什么？

2. 甲酸和草酸为什么具有还原性？

3. 列表比较酰卤和酸酐的水解、醇解、氨解的反应活性。

4. 在制皂实训中,要解决的关键问题是什么？

知识拓展

在中国古代,当时的人会咀嚼柳树皮,有退烧和止痛的功效。19 世纪,欧洲科学家发现柳树皮的药效成分为水杨酸,并成功提炼出来。其后 1898 年,德国化学家霍夫曼成功将水杨酸合成为乙酰水杨酸,并于 1900 年在德国拜尔药厂开始生产,商品名称是阿司匹林。它可用于治感冒、发热、头痛、牙痛、关节痛、风湿病,还能抑制血小板聚集,用于预防和治疗缺血性心脏病、心绞痛、心肺梗塞、脑血栓形成,应用于血管形成术及旁路移植术也有效。

【羧酸及其衍生物的性质实训评分标准】

班级：　　　　　姓名：　　　　　学号：　　　　　得分：

测试项目		指标分值	测评标准				项目得分
			完全达到	基本达到	部分达到	少量达到	
1	实训原理	10	1. 羧酸及其衍生物的性质 2. 肥皂的制备原理及性质				
2	操作过程	80	1. 试管清洗,拿取试剂方式正确 2. 滴管操作正确,取量正确 3. 用托盘天平称量药品操作正确 4. 振荡充分、按操作顺序 5. 闻气味的方式是否正确 6. 安装草酸脱羧装置正确 7. 水浴温度能达到要求 8. 加热搅拌操作正确 9. 制备的肥皂达到要求				
3	实训态度	5	1. 实事求是的科学实训作风 2. 遵守实训规章制度、安全守则 3. 实验服保持清洁,认真操作,不高声谈笑				
4	实训习惯	5	1. 台面整洁、仪器摆放有序,爱护仪器、节约试剂 2. 操作规范,有条不紊,实训报告书写规范 3. 实训结束,能很好地做好收尾工作				
总分							

测试时间：　　年　　月　　日　　考评教师：

任务十二　药物的水解变质

（2 课时）

【药物的水解变质实训预习提要】

专业、班级_____　　学号_____　　姓名_____

日期_____　　成绩_____　　指导教师签字_____

1. 影响药物水解的外界因素有哪些？

2. 影响药物水解的结构因素有哪些？

3. 为防止药物发生水解反应而变质，一般可采取哪些措施？

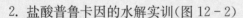 实训目的

1. 能说出使药物发生水解反应的官能团。
2. 观察常见药物的水解变质反应,并联系临床应用。

实训内容

一、实训用物

1. 仪器　红色石蕊试纸、酒精灯或水浴锅、天平、研钵、不锈钢刮刀、试管。

2. 试剂　10%氢氧化钠溶液、10%盐酸溶液、斐林试剂(碱性酒石酸铜试液)、三氯化铁溶液、碳酸钠粉末。

3. 试药　阿司匹林(原料药或片剂)、可溶性淀粉(CP)、盐酸普鲁卡因(原料药或注射剂)、青霉素钠或钾(原料药或注射剂)、苯巴比妥钠(原料药或片剂)、尼可刹米(原料药或注射剂)。

二、操作要点

操作要点	图解
1. 青霉素的水解实训(图 12-1) (1) 取青霉素约 0.1 g 置试管中,加水 5 ml 使其溶解,观察溶液的澄清度,放置 2 小时,观察溶液是否有浑浊颜色的改变。 (2) 取青霉素约 0.1 g 置试管中,加水 5 ml 使其溶解,加 10%稀盐酸 3 滴,观察溶液的澄清度,有白色的沉淀生成。	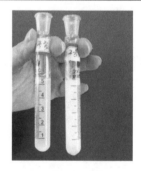 图 12-1
2. 盐酸普鲁卡因的水解实训(图 12-2) (1) 取盐酸普鲁卡因约 0.1 g 置试管中,加水 3 ml 使其溶解,将一条湿的红色石蕊试纸盖在试管口处,加热 10 分钟。红色石蕊试纸不变色。 (2) 取盐酸普鲁卡因约 0.1 g 置试管中,加水 3 ml 使其溶解,再加 10%的氢氧化钠试液 2 ml,将一条湿的红色石蕊试纸盖在试管口处,加热 10 分钟。红色石蕊试纸变成蓝色。	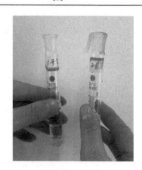 图 12-2

操作要点	图解

3. 尼可刹米的水解实训(图 12-3)
 	
  (1) 取尼可刹米 10 滴置试管中,加水 3 ml,将一条湿的红色石蕊试纸盖在试管口处,加热 10 分钟。红色石蕊试纸不变色。
 	
  (2) 取尼可刹米 10 滴置试管中,加水 3 ml,再加 10% 的氢氧化钠试液 2 ml,将一条湿的红色石蕊试纸盖在试管口处,加热 10 分钟。红色石蕊试纸变成蓝色,并有二乙胺的臭味。
	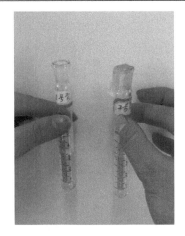
	图 12-3

4. 阿司匹林的水解实训(图 12-4)
 	
  (1) 取阿司匹林约 0.1 g 置试管中,加水 10 ml,加三氯化铁试液 1 滴,溶液无颜色改变
 	
  (2) 取阿司匹林约 0.1 g 置试管中,加水 10 ml,煮沸 10 分钟,放冷,加三氯化铁试液 1 滴,即显紫堇色
	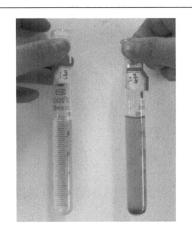
	图 12-4

5. 苯巴比妥钠离的水解实训
 	
  (1) 取苯巴比妥钠约 0.1 g 置试管中,加水 5 ml 使其溶解,观察溶液的澄清度,放置 2 小时,观察溶液是否有浑浊颜色的改变。
 	
  (2) 取苯巴比妥钠约 0.1 g 置试管中,加 10% 氢氧化钠试液 5 ml,将一条湿的红色石蕊试纸盖在试管口处,加热 10 分钟。红色石蕊试纸变成蓝色,并有蓝色的氨气臭味产生。	

三、注意事项

1. 盐酸普鲁卡因的水解实验 2 中,加入 10% 氢氧化钠后有白色的沉淀产生;此为游离的普鲁卡因(脂溶性物质)。

2. 盐酸普鲁卡因、苯巴比妥钠的水解实验中,加热要缓慢进行,以免产生的碱性气体过快,来不及与石蕊试纸反应。

四、实训结果

表 12 - 1　药物的水解实训

试管	现象				
	青霉素	盐酸普鲁卡因	尼可刹米	阿司匹林	苯巴比妥钠
1					
2					

实训思考

1. 青霉素水解反应有哪些? 各在什么条件下发生? 生成何种物质?

2. 盐酸普鲁卡因溶液的稳定性受哪些因素的影响?

知识拓展

最"怕"水的药品

很多药品与水或潮湿的空气接触后易发生性状改变,甚至引起药品变质和失效。片剂中含淀粉等辅料,湿度较大时,因辅料吸湿而产生碎片、潮解等现象。糖衣片吸潮后产生花斑、变色、无光泽,严重者粘连、膨胀、霉变;胶囊、胶丸、颗粒剂受潮会明显软化、互相粘连结块甚至溶化。粉针剂由于压盖、贮存、运输中的原因,可能造成密封不严,在潮湿空气中易产生吸潮、粘瓶、结块等现象,影响制剂质量。

【药物的水解变质实训考核标准】

班级：　　　　　姓名：　　　　　学号：　　　　　得分：

测试项目		指标分值	测评标准				项目得分
			完全达到	基本达到	部分达到	少量达到	
1	实训原理	10	1. 酯类药物的水解反应原理 2. 酰胺类药物的水解反应原理				
2	酯类药物水解反应	40	1. 能否正确分辨药物为酯类(盐酸普鲁卡因、阿司匹林) 2. 是否正确按步骤滴加反应试剂 3. 反应现象是否正确,语言描述现象是否准确				
3	酰胺类药物水解反应	40	1. 能否正确分辨药物为酰胺类(青霉素、尼可刹米、苯巴比妥钠) 2. 是否正确按步骤滴加反应试剂 3. 反应现象是否正确,语言描述现象是否准确				
4	实训态度	5	1. 实事求是的科学实训作风 2. 遵守实训规章制度、安全守则 3. 实验服保持清洁,认真操作,不高声谈笑				
5	实训习惯	5	1. 台面整洁、仪器摆放有序,爱护仪器、节约试剂 2. 操作规范,有条不紊,实训报告书写规范 3. 实训结束,能很好地做好收尾工作				
总分							
测试时间：　　　年　　月　　日　　　考评教师：							

任务十三　解热镇痛药物的性质

（2课时）

【解热镇痛药物的性质实训预习提要】

专业、班级_____　　学号_____　　姓名_____

日期_____　　成绩_____　　指导教师签字_____

1. 阿司匹林的主要化学性质有哪些？

2. 如何鉴别阿司匹林和对乙酰氨基酚？

3. 含有什么基团的药物可以发生重氮化偶合反应？重氮化偶合的反应条件是什么？

实训目的

1. 掌握几种常见的解热镇痛药物的主要化学性质、代表药物鉴别实验的反应原理和操作方法。
2. 掌握酚类药物的三氯化铁显色反应的原理和芳伯胺类药物的重氮化偶合反应的原理。
3. 具有严谨求实、认真的科学态度,养成爱护公物、节省试剂的良好习惯。

实训内容

一、实训原理

（一）阿司匹林

1. **三氯化铁显色反应**　阿司匹林分子中无游离的酚羟基,不与三氯化铁发生显色反应;但其水溶液加热或久置后,会水解产生水杨酸(含有游离的酚羟基),遇到三氯化铁试液即呈现紫堇色。

2. **水解反应**　阿司匹林在氢氧化钠溶液或碳酸钠溶液中可以水解成水杨酸和醋酸,加热时水解速度更快。酸化后产生醋酸的臭酸味,并析出水杨酸沉淀。

（二）对乙酰氨基酚

1. **三氯化铁显色反应**　对乙酰氨基酚含有游离的酚羟基,遇到三氯化铁试液即呈现蓝紫色。

2. **重氮化-偶合反应**　对乙酰氨基酚在酸性条件下加热,可水解生成对氨基苯酚和醋酸。对氨基苯酚与亚硝酸钠试液作用后,可生成重氮盐,再加碱性 β-萘酚试液,偶合生成红色的偶氮化合物。

（三）安乃近

1. **显色反应**　安乃近溶解于稀盐酸后,可与次氯酸钠试液 2 作用,产生瞬即消失的蓝色,加热煮沸后变成黄色。

2. **产生气体**　安乃近与稀盐酸共热后,分解产生二氧化硫和甲醛臭气。

$$\text{安乃近} \xrightarrow[\triangle]{HCl\ H_2O} +HCHO\uparrow +SO_2\uparrow +NaCl$$

3. **焰色反应**　显钠盐的火焰反应。

二、实训用物

1. **仪器**　天平、称量纸、药匙、酒精灯、水浴锅、研钵、试管、量筒、铂丝、pH 试纸。

2. 试剂　三氯化铁、亚硝酸钠试液、稀盐酸、碳酸钠试液、稀硫酸试液、碱性 β-萘酚试液、次氯酸钠试液。

3. 试药　阿司匹林（原料药或片剂或肠溶片）、对乙酰氨基酚（原料药或片剂）、安乃近（原料药或片剂）。

三、操作要点

操作要点	图解
1. 阿司匹林 （1）取阿司匹林约 0.1 g 置试管中，加水 10 ml，煮沸，放冷（图 13-1），加为 FeCl₃ 试液 1 滴（图 13-2），即显紫堇色（图 13-3 为加 FeCl₃ 1 滴振摇后的颜色）。	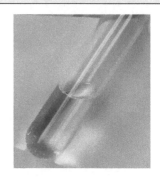 图 13-1 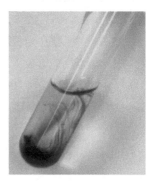 图 13-2 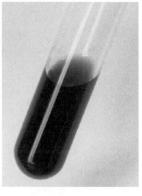 图 13-3

操作要点	图解
（2）取阿司匹林约 0.5 g 置试管中,加碳酸钠试液 10 ml(图 13-4),煮沸 2 分钟后,放冷(图 13-5);加过量的稀硫酸,即析出白色沉淀,产生醋酸的臭气,可使试管口湿润的 pH 试纸变色(图 13-6)。	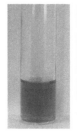 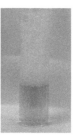 图 13-4　　　图 13-5 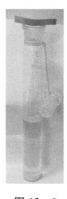 图 13-6
2. 对乙酰氨基酚 （1）取对乙酰氨基酚微量置试管中,加少许水溶解,滴加 FeCl₃ 试液,即显蓝紫色(图 13-7 为加 FeCl₃ 1 滴,图 13-8 为加 FeCl₃ 振摇后的颜色)。	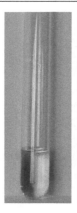 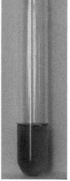 图 13-7　　　图 13-8

操作要点	图解
（2）取对乙酰氨基酚约 0.1 g 置试管中,加稀盐酸 5 ml ,置水浴中加热 40 分钟,放冷;再取此溶液 0.5 ml ,滴加亚硝酸钠试液 5 滴,摇匀(图 13-9),用水 3 ml 稀释后(图 13-10),加碱性 β-萘酚试液 2 ml,振摇,即显红色(图 13-11 为加 β-萘酚试液 1 滴,图 13-12 为加 β-萘酚试液振摇后的颜色)。	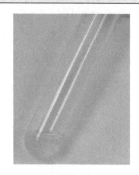 图 13-9 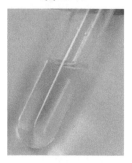 图 13-10 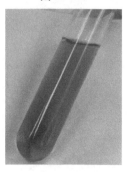 图 13-11 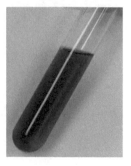 图 13-12

操作要点	图解
3. 安乃近 （1）取安乃近约 20 mg 置试管中，加稀盐酸 1 ml 溶解后，加次氯酸钠试液 2 滴，产生瞬即消失的蓝色，加热煮沸后变成黄色。 （2）取安乃近约 0.2 g 置试管中，加稀盐酸 8 ml 溶解后，加热即发生二氧化硫的臭气，然后发生甲醛的臭气。 （3）用铂丝，蘸取少量安乃近，在火焰中燃烧，火焰即呈现鲜黄色（图 13 - 13 为燃烧的酒精灯，图 13 - 14 为空白铂丝，图 13 - 15 为燃烧的钠盐）。	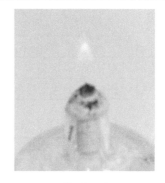 图 13 - 13 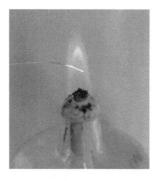 图 13 - 14 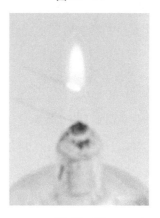 图 13 - 15

四、实训提示

试药若是注射剂可以直接使用，若是片剂需要研细成粉末（肠溶片需要先用小刮刀刮去肠溶片外层的包衣）；过滤，合并滤液，蒸干，取蒸干后的残渣进行实验。

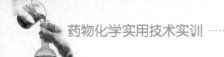

五、实训结果

表 13-1 阿司匹林的反应

阿司匹林的反应	结果
水解后加 $FeCl_3$	
水解酸化后产生的白色沉淀为何物	

表 13-2 对乙酰氨基酚的反应

对乙酰氨基酚的反应	结果
加 $FeCl_3$	
最后加碱性 β-萘酚试液的这一反应为何种反应	

表 13-3 安乃近的反应

安乃近的反应	结果
为何会产生瞬即消失的蓝色	
安乃近钠盐燃烧的颜色	

 实训思考

1. 解热镇痛药物按照化学结构类型可以分为哪几类？本次试验所用的几种解热镇痛药物分别属于哪种类型的解热镇痛药物？

2. 本次实训中的几种解热镇痛药物产生结构不稳定的原因是什么？

知识拓展

百年经典药物

阿司匹林已应用百年,成为医药史上三大经典药物之一,至今它仍是世界上应用最广泛的解热、镇痛和抗炎药,也是作为比较和评价其他药物的标准制剂。在体内具有抗血栓的作用,它能抑制血小板的释放反应,抑制血小板的聚集,这与 TXA2 生成的减少有关。临床上用于预防心脑血管疾病的发作。

【解热镇痛药物的性质实训评分标准】

班级:　　　　　　姓名:　　　　　　学号:　　　　　　得分:

测试项目		指标分值	测评标准				项目得分
			完全达到	基本达到	部分达到	少量达到	
1	实训原理	15	1. 阿司匹林的性质 2. 对乙酰氨基酚的性质 3. 安乃近的性质				
2	操作过程	75	1. 将片剂研细成粉末,按要求称量 2. 试管清洗,拿取试剂方式正确 3. 滴管操作正确,取量正确 4. 闻气味的方式是否正确 5. 水浴加热操作正确,水浴温度能达到要求 6. 正确向试管加入液体试剂 7. 颜色反应,生成物的颜色明显,便于分辨 8. 用铂丝蘸取少量安乃近,蘸取,燃烧的位置准确				
3	实训态度	5	1. 实事求是的科学实训作风 2. 遵守实训规章制度、安全守则 3. 实验服保持清洁,认真操作,不高声谈笑				
4	实训习惯	5	1. 台面整洁、仪器摆放有序,爱护仪器、节约试剂 2. 操作规范,有条不紊,实训报告书写规范 3. 实训结束,能很好地做好收尾工作				
	总分						

测试时间:　　　年　　月　　日　　　考评教师:

任务十四　心血管系统药物的性质

（2 课时）

【心血管系统药物的性质实训预习提要】

专业、班级＿＿＿＿＿＿　学号＿＿＿＿＿＿　姓名＿＿＿＿＿＿

日期＿＿＿＿＿＿　成绩＿＿＿＿＿＿　指导教师签字＿＿＿＿＿＿

1. 硝酸异山梨酯加水和硫酸后，再加入硫酸亚铁试液，液层接界面显棕色，为什么？

2. 卡托普利与亚硝酸作用为何显红色？

3. 盐酸普鲁卡因胺可发生重氮化－偶合反应的结构因素是什么？

实训目的

1. 了解常见心血管系统药物化学反应的原理。
2. 观察常见心血管系统药物反应的现象，并联系临床应用。

实训内容

一、实训用物

1. 仪器　抽滤瓶、布氏漏斗、循环水泵、干燥箱、恒温水浴锅。

2. 试剂　硫酸、硫酸亚铁试液、10％儿茶酚溶液、氢氧化钠试液、三硝基苯酚试液、0.1％钼酸钠硫酸溶液、香草醛试液、二甲氨基苯甲醛试液、冰醋酸、乙醇、亚硝酸钠、稀硫酸、2,4-二硝基苯肼高氯酸溶液、稀盐酸、亚硝酸钠溶液、碱性 β-萘酚试液、铜丝或铜屑、高锰酸钾试液、盐酸、硝酸、硝酸银试液、氨试液、二氧化锰、碘化钾淀粉试纸。

3. 试药　硝酸异山梨酯、利血平、卡托普利、盐酸胺碘酮、盐酸普鲁卡因胺。

二、操作要点

操作要点	图解
1. 硝酸异山梨酯(图 14－1、图 14－2) 　(1) 取本品约 10 mg，置试管中，加水 1 ml 与硫酸 2 ml，注意摇匀，溶解后放冷，沿管壁缓缓加硫酸亚铁试液 3 ml，不能振摇，使成两液层，接界面处出现棕色环(图 14－1)。	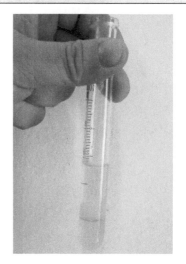 图 14－1

操作要点	图解
（2）取本品约 2 mg,置试管中,加新鲜配制的 10％儿茶酚溶液 3 ml,混合摇匀后,注意慢慢滴加硫酸 6 ml,溶液即显暗绿色(图 14-2)。 （3）取本品 10 mg,置试管中,加水 1 ml 溶解后,加硫酸与铜丝(或铜屑),加热,即发生红棕色的蒸气。	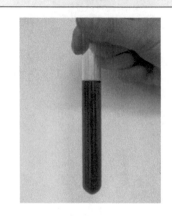 图 14-2
2. 利血平(图 14-3、图 14-4) （1）取本品约 1 mg,加 0.1％钼酸钠的硫酸溶液 0.3 ml,即显黄色,约 5 分钟后转变为蓝色。 （2）取本品约 1 mg,加新鲜配制的香草醛试液 0.2 ml,约 2 分钟后,显玫瑰红色。 （3）取本品约 0.5 mg,加对二甲氨基苯甲醛 5 mg、冰醋酸 0.2 ml 与硫酸 0.2 ml,混匀,即显绿色(图 14-3);再加冰醋酸 1 ml,转变为红色(图 14-4)。	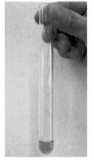 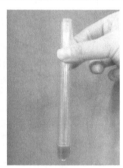 图 14-3　　　　图 14-4
3. 卡托普利(图 14-5)　取本品约 25 mg,置于试管中,加乙醇 2 ml 溶解后,加亚硝酸钠结晶少许和稀硫酸 10 滴,振摇,溶液显红色(图 14-5)。	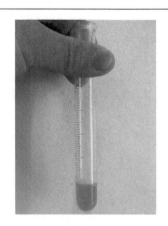 图 14-5

操作要点	图解
4. 盐酸胺碘酮（图 14-6） （1）取本品约 20 mg，置试管中，加乙醇 2 ml 使溶解，加 2,4-二硝基苯肼高氯酸溶液 2 ml，加水 5 ml，放置，有黄色沉淀析出（图 14-6）。 （2）取本品 50 mg，置试管中，滴加硫酸 1 ml，微热，即有碘的紫色蒸气产生。	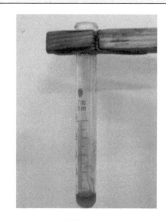 图 14-6
5. 盐酸普鲁卡因胺（图 14-7） （1）取本品约 50 mg，加等量的二氧化锰，混合均匀，加硫酸湿润，缓缓加热，即发生氯气，能使湿润的碘化钾淀粉试纸显蓝色。 （2）取本品约 50 mg，置试管中，加水完全溶解后，先加氨试液使成碱性，将析出的沉淀滤过除去。取滤液加硝酸使成酸性，加硝酸银试液，即生成白色凝乳状沉淀；分离，沉淀加氨试液即溶解，再加硝酸，沉淀复生成。 （3）取本品约 50 mg，置试管中，加稀盐酸 1 ml，必要时缓缓煮沸使溶解，放冷，滴加亚硝酸钠溶液 5 滴，摇匀后，加水 3 ml 稀释，加碱性 β-萘酚试液 2 ml。振摇，生成由橙黄色到猩红色沉淀（图 14-7）。	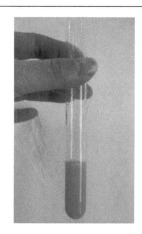 图 14-7

三、注意事项

1. 硝酸异山梨酯在室温及干燥状态下较稳定，但遇强热或撞击下会发生爆炸，实验中须加以注意。

2. 利血平遇光颜色渐变深，盐酸普鲁卡因胺有引湿性，故均应遮光密封保存。

3. 卡托普利具有巯基结构，因此有类似蒜的特臭。

4. 在盐酸胺碘酮与 2,4-二硝基苯肼的反应中，高氯酸是与醇和水互溶的溶剂，不参与反应。

四、实训结果

表 14 - 1　心血管系统药物的性质实训

试管	现象				
	硝酸异山梨酯	利血平	卡托普利	盐酸胺碘酮	盐酸普鲁卡因胺
1					
2			—		
3			—	—	

实训思考

1. 心血管系统药物主要分为哪几种类型？其主要化学性质有哪些？

2. 如何用最简单的方法区别盐酸胺碘酮和盐酸普鲁卡因胺？

知识拓展

非原料药供试品的预处理方法

若供试药品非原料药,应对其进行预处理。若供试品为片剂,可将片剂研细,取片剂细粉适量,用适宜溶剂振摇提取(如硝酸异山梨酯用氯仿 10 ml、利血平用氯仿 10 ml、卡托普利用乙醇 4 ml、盐酸胺碘酮用氯仿 10 ml、盐酸普鲁卡因胺用水 5 ml 与稀盐酸 0.5 ml),提取液滤过,然后将滤液蒸干,用残渣进行鉴别;少数可用滤液直接进行鉴别反应(如卡托普利、盐酸普鲁卡因胺)。

【心血管系统药物的性质实训考核标准】

班级： 姓名： 学号： 得分：

测试项目		指标分值	测评标准				项目得分
			完全达到	基本达到	部分达到	少量达到	
1	实训原理	10	硝酸异山梨酯、利血平、卡托普利、盐酸胺碘酮、盐酸普鲁卡因胺性质反应原理				
2	硝酸异山梨酯、利血平性质实验	30	1. 是否正确按步骤滴加反应试剂 2. 反应现象是否正确 3. 语言描述现象是否准确				
3	卡托普利、盐酸胺碘酮性质实训	30	1. 是否正确按步骤滴加反应试剂 2. 反应现象是否正确 3. 语言描述现象是否准确				
4	盐酸普鲁卡因胺性质实训	20	1. 是否正确按步骤滴加反应试剂 2. 反应现象是否正确 3. 语言描述现象是否准确				
5	实训态度	5	1. 实事求是的科学实验作风 2. 遵守实验、实训规章制度、安全守则 3. 实验服保持清洁,认真操作,不高声谈笑				
6	实训习惯	5	1. 台面整洁、仪器摆放有序,爱护仪器、节约试剂 2. 操作规范,有条不紊,实训报告书写规范 3. 实训结束,能很好地做好收尾工作				
总分							

测试时间： 年 月 日 考评教师：

任务十五 对氨基水杨酸钠稳定性

（2 课时）

【对氨基水杨酸钠稳定性实训预习提要】

专业、班级_____   学号_____   姓名_____

日期_____   成绩_____   指导教师签字_____

1. 哪些基团被光照易发生氧化还原反应？

2. 哪些方法可以有效地防止对氨基水杨酸钠的氧化？

3. 对氨基水杨酸钠的化学性质有哪些？

实训目的

1. 通过本实训,加强对实训中防止药物氧化重要性的认识。
2. 学习使用分光光度计,并熟悉其使用技术。

实训内容

一、实训原理

对氨基水杨酸钠(PAS-Na)用于治疗各种结核病,尤适用于肠结核、骨结核及渗出性肺结核的治疗。对氨基水杨酸钠化学结构式为:

$$\text{（对氨基水杨酸钠结构式）}\cdot 2H_2O$$

对氨基水杨酸钠为白色或银灰色结晶性粉末,mp. 142～145℃,难溶于水及氯仿,溶于乙醇及乙醚,几乎不溶于苯。

对氨基水杨酸钠盐水溶液很不稳定,易被氧化,遇光热颜色渐变深。在铜离子存在下,加速氧化。如有抗氧剂或金属络合剂存在,可有效地防止氧化。用光电比色计测定透光率(T)可看出其变化程度。

反应如下:

$$\xrightarrow{-CO_2} \xrightarrow{[O]} \xrightarrow{[O]}$$

二、实训用物

1. 仪器　试管、分光光度计、水浴锅。
2. 试剂　硫酸铜试液、EDTA 试液、双氧水、对氨基水杨酸钠。

三、操作要点

操作要点	图解
取 5 支试管,编号,各加入 0.025% PAS-Na 溶液 10 ml。除 1 号试管外,各试管分别加入双氧水(10~50 ml)12 滴。在 3 号试管中加入 $Na_2S_2O_5$ 试液(10~30 ml)20 滴。在 4、5 号试管中分别加入 Cu^{2+} 试液(2~10 ml)6 滴。在 5 号试管加入 EDTA 试液(10~10 ml)20 滴。各试管用蒸馏水稀释至刻度一致。	
将所有试管同时置入 80~90℃ 水浴中,记录置入时间,维持此温度,间隔 30 分钟取样,放置冷却至室温,用分光光度计在 440 nm 处测定各样品的透光率(T%)(图 15－1 为比色皿,图 15－2 为 721 分光光度计)。	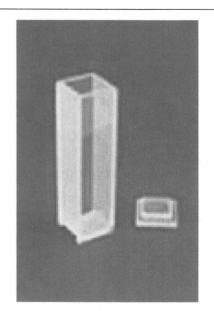 图 15－1 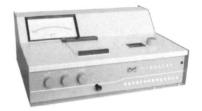 图 15－2

四、实训结果

根据实验结果填表。

表 15-1 透光率(T%)

测量次数 T%	试管号				
	1	2	3	4	5
1					
2					
3					

五、实训提示

1. 所有试管需要同时置入水浴锅中开始水浴。
2. 分光光度计的操作要严格按照操作规程进行。

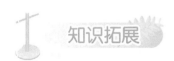

1. 药物被氧化着色与哪些因素有关？如何采取措施防止药物氧化？

2. PAS-Na 氧化后生成何物？试写出反应式。

分光光度法

分光光度法是通过测定被测物质在特定波长处或一定波长范围内光的吸收度,对该物质进行定性和定量分析。常用的波长范围为:①200～400 nm 的紫外光区;②400～760 nm 的可见光区;③2.5～25 μm(按波数计为 4 000～400 cm^{-1}) 的红外光区。所用仪器为紫外分光光度计、可见光分光光度计(或比色计)、红外分光光度计或原子吸收分光光度计。

分光光度计采用一个可以产生多个波长的光源,通过系列分光装置,从而产生特定波长的光源,光线透过测试的样品后,部分光线被吸收,计算样品的吸光值,从而转化成样品的浓度。样品的吸光值与样品的浓度成正比。

【对氨基水杨酸钠稳定性实训评分标准】

班级: 　　　　姓名: 　　　　学号: 　　　　得分:

	测试项目	指标分值	测评标准				项目得分
			完全达到	基本达到	部分达到	少量达到	
1	实训原理	10	对氨基水杨酸钠的性质				
2	操作过程	80	1. 将片剂研细成粉末,按要求称量 2. 试管清洗,拿取试剂方式正确 3. 滴管操作正确,取量正确 4. 正确向试管加入液体试剂 5. 水浴加热操作正确,水浴温度能达到要求 6. 分光光度计调零正确 7. 分光光度计使用正确 8. 比色皿使用清洗正确				
3	实训态度	5	1. 实事求是的科学实训作风 2. 遵守实训规章制度、安全守则 3. 实验服保持清洁,认真操作,不高声谈笑				
4	实训习惯	5	1. 台面整洁、仪器摆放有序,爱护仪器、节约试剂 2. 操作规范,有条不紊,实训报告书写规范 3. 实训结束,能很好地做好收尾工作				
	总分						

测试时间: 　　年　　月　　日　　考评教师:

任务十六　盐酸普鲁卡因稳定性

（2课时）

【盐酸普鲁卡因稳定性实训预习提要】

专业、班级_____　　学号_____　　姓名_____

日期_____　　成绩_____　　指导教师签字_____

1. 盐酸普鲁卡因的化学性质有哪些?

2. 预习薄层层析的制备过程。

3. 预习薄层色谱比移值的计算方法。

实训目的

1. 了解 pH 对盐酸普鲁卡因溶液稳定性的影响。
2. 了解薄层层析法检查药物中杂质的方法及其基本操作过程。

实训内容

一、实训原理

盐酸普鲁卡因为局部麻醉药,作用强,毒性低。临床上主要用于浸润、脊椎及传导麻醉。盐酸普鲁卡因化学名为对氨基苯甲酸 2-二乙胺基乙酯盐酸盐,化学结构式为:

$$H_2N-\!\!\!\!\!\!\bigcirc\!\!\!\!\!\!-COOCH_2CH_2N(C_2H_5)_2 \cdot HCl$$

盐酸普鲁卡因为白色细微针状结晶或结晶性粉末,无臭,味微苦而麻。易溶于水,溶于乙醇,微溶于氯仿,几乎不溶于乙醚。mp. 153~157℃。

盐酸普鲁卡因溶液不稳定,易被水解,在一定温度下,水解速度随氢氧离子浓度的增加而加快。

反应如下:

$$\underset{\substack{| \\ COOCH_2CH_2N(C_2H_5)_2 \cdot HCl}}{\overset{NH_2}{\bigcirc}} \xrightarrow{NaOH/H_2O} \underset{\substack{| \\ COONa}}{\overset{NH_2}{\bigcirc}} + HO(CH_2)_2N(C_2H_5)_2 + NaCl$$

二、实训用物

1. 仪器　展开缸、研钵、紫外分析灯、直尺、玻璃板(5 cm×20 cm)、涂铺器、量筒、毛细管、铅笔、喷瓶。

2. 试剂　硅胶、硅胶 GF254 粉、羧甲基纤维素钠 CMC、丙酮与 1%盐酸(9∶1)混合液、对氨基苯甲酸溶液、盐酸普鲁卡因溶液、二甲氨基苯甲醛试液。

三、操作要点

操作要点	图解
（一）薄层层析板的制备 取层析用硅胶 GF254 粉 2.5 g,加 0.5％ CMC 溶液 7.5 ml,于研钵中研磨成糊状(图 16 − 1),涂铺在平滑洁净玻璃板(5 cm×20 cm)上(图 16 − 2),阴干(图 16 − 3),备用。	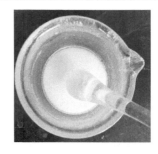 图 16 − 1 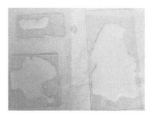 图 16 − 2 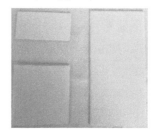 图 16 − 3
（二）试液的制备 **1. 标准液的制备** (1) 0.2％对氨基苯甲酸溶液,作为点样液 A。 (2) 0.4％盐酸普鲁卡因溶液,作为点样液 B。 **2. 供试液的制备** (1) 取 0.4％盐酸普鲁卡因溶液 5 ml,用 0.1 N 盐酸调至 pH 2～3,沸水浴中加热 25 分钟,倾入 10 ml 烧杯中,作为点样液 C。 (2) 取 0.4％盐酸普鲁卡因溶液 5 ml,用 0.1 N 氢氧化钠调至 pH 9～10,沸水浴中加热 25 分钟,倾入 10 ml 烧杯中,作为点样液 D。	

操作要点	图解
（三）点样 在制好的层析板上，距下端边缘 2.5 cm 处，分别用毛细管取点样液 A、B、C、D 进行点样，两点间相距 1 cm，于靠边一侧相距约 1 cm。	
（四）展开 用丙酮与 1％盐酸（9∶1）混合液作为展开剂，置于密闭的层析槽中，待饱和 30 分钟后，将已点样的层析板放入，用倾斜上行法展开，展开剂上升与点样的位置相距一定距离处（一般为 10～15 cm）取出层析板，风干。	
（五）显色 用对二甲氨基苯甲醛试液（对二甲氨基苯甲醛 1 g，溶于 30％盐酸 25 ml 及甲醇 75 ml 混合液中）喷雾显色，或在紫外分析灯下看展开的斑点，用铅笔画好。	
（六）计算 根据点样液原点到展开剂上行的前沿距离与点样原点到上行色点中心距离相比求出比移值（R_f 值）。	

四、实训提示

1. 薄层板的制备要铺平整，无缝隙裂痕。
2. 喷雾显色后要及时在紫外灯下观察标记。

五、实训结果

表 16-1　比移值的计算

	A	B	C	D
原点到前沿的距离(cm)				
R_f 值	/	/		

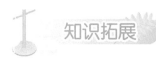

实训思考

1. 盐酸普鲁卡因溶液的稳定性受哪些因素的影响?

2. 为什么用对二甲氨基苯甲醛试液显色?

3. 薄层层析法在药物分析中有何用途?

知识拓展

薄层色谱法(TLC)

薄层色谱法(TLC),是将适宜的固定相涂布于玻璃板、塑料或铝基片上,成一均匀薄层。待点样、展开后,根据比移值(R_f)与适宜的对照物按同法所得的色谱图的比移值(R_f)作对比,用以进行药品的鉴别、杂质检查或含量测定的方法。薄层色谱法是快速分离和定性分析少量物质的一种很重要的实验技术,也用于跟踪反应进程。

【盐酸普鲁卡因稳定性实训评分标准】

班级：　　　　　姓名：　　　　　学号：　　　　　得分：

	测试项目	指标分值	测评标准				项目得分
			完全达到	基本达到	部分达到	少量达到	
1	实训原理	10	盐酸普鲁卡的性质				
2	操作过程	80	1. 正确称量硅胶,准确量取 CMC 钠溶液 2. 将硅胶研磨均匀 3. 将硅胶均匀涂铺,颠平,放置阴干 4. 正确配制标准试液和供试溶液 5. 点样正确 6. 正确配制展开剂,饱和后展开 7. 展开到合适距离后,取出薄层板,风干 8. 正确计算 R_f 值				
3	实训态度	5	1. 实事求是的科学实训作风 2. 遵守实训规章制度、安全守则 3. 实验服保持清洁,认真操作,不高声谈笑				
4	实训习惯	5	1. 台面整洁、仪器摆放有序,爱护仪器、节约试剂 2. 操作规范,有条不紊,实训报告书写规范 3. 实训结束,能很好地做好收尾工作				
	总分						

测试时间：　　年　　月　　日　　考评教师：

第三部分　药物合成的应用与综合实训

任务十七　对氨基水杨酸钠的合成

（2课时）

【对氨基水杨酸钠的合成实训预习提要】

专业、班级_____　　学号_____　　姓名_____

日期_____　　成绩_____　　指导教师签字_____

1. 预习实训原理。

2. 写出你可能使用到的大型仪器,主要试剂的物理常数,需要的用量、规格

（1）仪器:

（2）主要试剂:

名称	相对分子质量	性状	溶解度	使用量	规格

3. 绘制实训流程图。

实训目的

1. 掌握对氨基水杨酸钠制备的反应原理和制备方法。
2. 熟悉药物成盐的基本操作技术和方法。
3. 通过本实训,了解成盐对药物稳定性的重要性。

实训内容

一、实训原理

对氨基水杨酸钠(PAS-Na)用于治疗各种结核病,尤适用于肠结核、骨结核及渗出性肺结核的治疗。对氨基水杨酸钠化学结构式为:

$$\begin{array}{c} \text{NH}_2 \\ \hline \\ \text{OH} \\ \text{COONa} \end{array} \cdot 2\text{H}_2\text{O}$$

对氨基水杨酸钠为白色或银灰色结晶性粉末,mp.142～145℃,难溶于水及氯仿,溶于乙醇及乙醚,几乎不溶于苯。

对氨基水杨酸钠的制备原理如下:

$$\begin{array}{c} \text{NH}_2 \\ \hline \\ \text{OH} \\ \text{COOH} \end{array} + \text{NaHCO}_3 \longrightarrow \begin{array}{c} \text{NH}_2 \\ \hline \\ \text{OH} \\ \text{COONa} \end{array}$$

对氨基水杨酸钠盐水溶液很不稳定,易被氧化,遇光热颜色渐变深。在铜离子存在下,加速氧化。

二、实训用物

1. 仪器 三颈瓶(250 ml/24 mm)、球形冷凝管(290 ml/24 mm)、圆底烧瓶(100 ml/24 mm)、恒温水浴锅、温度计(0～100℃)、吸滤瓶(250 ml)、天平、药匙、广范 pH 试纸、布氏漏斗(40 mm)、搅拌机(电动或电磁)、量筒(50 ml)、烧杯、不锈钢刮刀、玻璃棒。

2. 试剂 碳酸氢钠、亚硫酸氢钠、对氨基水杨酸、乙醇、稀盐酸、三氯化铁试液、活性炭。

三、操作要点

（一）对氨基水杨酸钠的制备

操作要点	图解
1. 向 250 ml 三颈瓶加入碳酸氢钠 7.0 g,亚硫酸氢钠 0.05 g,水 12 ml(图 17-1)。 （注意:对氨基水杨酸钠水溶液不稳定,易脱羧,需要在还原剂的保护下,在温和的条件中成钠盐,以增加药物的稳定性）。	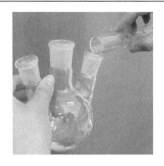 图 17-1
2. 安装磁力搅拌装置(图 17-2)。 提示:加搅拌子。	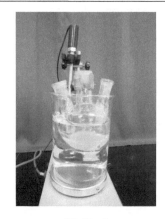 图 17-2
3. 装上冷凝管,打开电源开关(图 17-3),开加热开关,调节加热温度水浴温度 40℃±2℃,调节调速旋钮,由慢至快调节到所需速度。	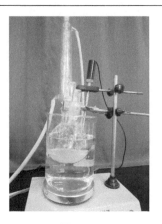 图 17-3

操作要点	图解
4. 从加料口向反应瓶中加对氨基水杨酸 11.0 g（图 17 - 4），加料速度不能过快，否则二氧化碳会大量产生，使反应物溢出。	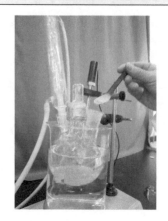图 17 - 4
5. 加料完后，装上温度计；瓶内温度上升高并有二氧化碳放出，当反应液内温度上升至 55℃时，如果对氨基水杨酸还未完全溶解，可提高温度至 60℃促使其溶解（图 17 - 5）。	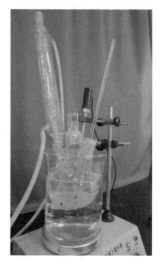图 17 - 5
6. 加入适量活性炭脱色。	
7. 用碳酸氢钠或对氨基水杨酸钠调节反应液至 pH＝9，继续加热搅拌 15 分钟。	

操作要点	图解
8. 趁热抽滤(图 17 - 6)。 提示:反应后应该趁热过滤,否则会使产率降低。	图 17 - 6
9. 冷却滤液至 0 ℃ 片刻,即有白色晶体析出(图 17 - 7)。	图 17 - 7
10. 抽滤,用 10 ml 乙醇分 3 次快速洗涤(图 17 - 8)。	图 17 - 8

操作要点	图解
11. 得到白色晶体(图 17 - 9)。	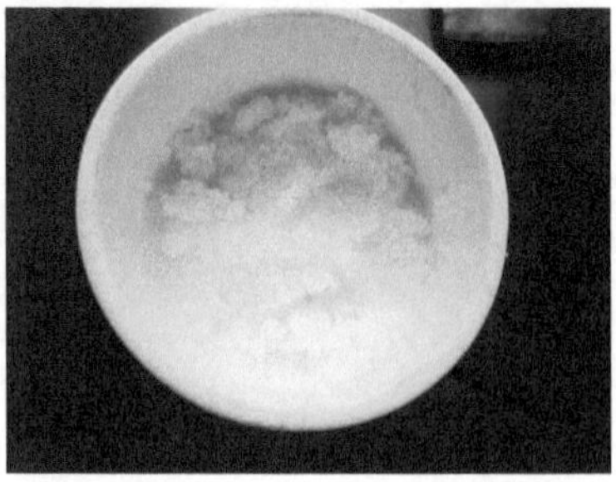 图 17 - 9
12. 45~50℃干燥(图 17 - 10)。	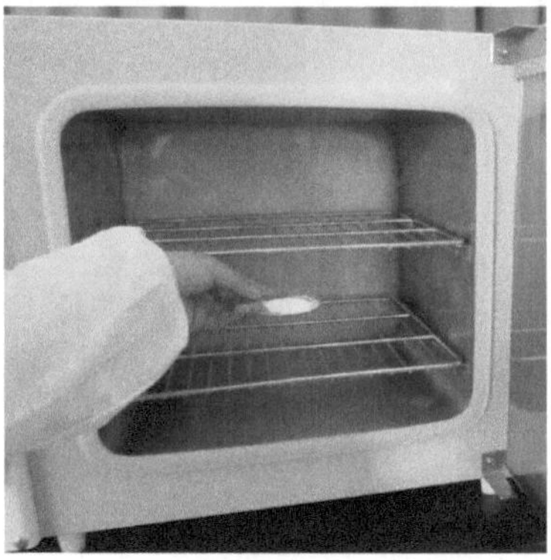 图 17 - 10
13. 称量产品,计算产率。	
14. 测定熔点。mp. 149~150℃(分解)。	

四、实训提示

1. 加料速度不能过快,否则二氧化碳会大量产生,使反应物溢出。

2. 反应后应该趁热过滤,否则会使产率降低。

3. 对氨基水杨酸钠水溶液不稳定,易脱羧,需要在还原剂的保护下,在温和的条件中成钠盐,以增加药物的稳定性。

五、实训结果

1. 对氨基水杨酸钠的熔点

2. 对氨基水杨酸钠的收率

 实训思考

1. 药物被氧化着色与哪些因素有关，如何采取措施防止药物氧化？

2. 反应中加入亚硫酸的目的是什么？

3. 本实训中可否用氢氧化钠代替碳酸氢钠？为什么？

【对氨基水杨酸钠的合成实训评分标准】

班级：　　　　　姓名：　　　　　学号：　　　　　得分：

测试项目		指标分值	测评标准				项目得分
			完全达到	基本达到	部分达到	少量达到	
1	实训原理	10	对氨基水杨酸钠合成反应原理				
2	合成反应	50	1. 正确使用托盘天平称量原料,正确使用量筒 2. 正确使用三颈瓶,正确加入反应物料 3. 正确控制反应温度 4. 正确进行抽滤操作				
3	鉴别	30	1. 是否正确加入反应试剂 2. 反应现象是否正确 3. 能否正确描述反应现象				
4	实训态度	5	1. 实事求是的科学实训作风 2. 遵守实训规章制度、安全守则 3. 实验服保持清洁,认真操作,不高声谈笑				
5	实训习惯	5	1. 台面整洁、仪器摆放有序,爱护仪器、节约试剂 2. 操作规范,有条不紊,实训报告书写规范 3. 实训结束,能很好地做好收尾工作				
总分							

测试时间：　　　年　　月　　日　　　考评教师：

任务十八 乙酰苯胺的合成

(4课时)

【乙酰苯胺的合成实训预习提要】

专业、班级_____ 学号_____ 姓名_____

日期_____ 成绩_____ 指导教师签字_____

1. 预习实训原理。

2. 在有机合成中常将苯胺转变成乙酰苯胺,制备乙酰苯胺的意义是什么?

3. 用苯胺做原料进行苯环上的一些取代时,为什么常常要先进行酰化呢?

4. 绘制实训流程图。

实训目的

1. 掌握苯胺乙酰化反应的原理和实训操作。
2. 学习分馏操作的原理和技术。
3. 熟悉重结晶的操作技术。
4. 掌握产物的分离提纯原理和方法。
5. 熟悉减压抽滤、洗涤等基本操作。

实训内容

一、实训原理

纯的乙酰苯胺为无色片状晶体,mp. 114.3℃

乙酰苯胺可以通过苯胺与乙酰氯、醋酸酐或冰醋酸等试剂作用制得。本实训可用下面任何一种方法制备乙酰苯胺。

方法一:

$$\text{(NH}_2\text{)苯环} + CH_3COOH \longrightarrow \text{(NHCOCH}_3\text{)苯环}$$

方法二:

$$\text{(NH}_2\text{)苯环} + (CH_3CO)_2O \xrightarrow[CH_3COONa]{HCl} \text{(NHCOCH}_3\text{)苯环}$$

二、实训用物

1. **仪器**　250 ml 圆底烧瓶,250 ml 锥形瓶、150℃温度计,500 ml 烧杯,50 ml 量筒,10 ml 量筒,分馏柱,125 ml 抽滤瓶,布氏漏斗,抽滤泵,剪子,搅拌棒。

2. **试剂**　苯胺(新蒸馏)、冰醋酸、锌粉、醋酸酐、醋酸钠、浓盐酸。

三、操作要点

方法一：

操作要点	图解
1. 量取 10 ml 苯胺,倒入圆底烧瓶中,加入 17 ml 冰醋酸和 0.1 g 锌粉,摇匀。在圆底烧瓶上装置一分馏柱,插上温度计,用一个 50 ml 的锥形瓶作接受器。用石棉网小火加热至反应混合物回流,然后控制加热速度,保持蒸馏的温度计读数在 105℃左右(控制此温度是为了尽量除去反应中生成的水,而防止原料冰醋酸被蒸出)。 (注意:苯胺有毒,它能经皮肤被吸收,使用时需小心)(图 18-1、图 18-2)。	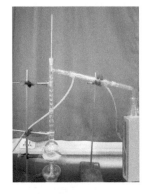 图 18-1 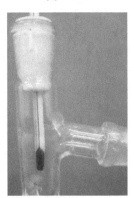 图 18-2
2. 反应经 1.5 小时后结束。搅拌下趁热将反应物倒入盛有 250 ml 冷水的烧杯中,乙酰苯胺生成(图 18-3)。	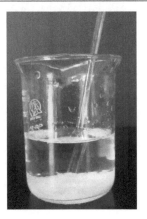 图 18-3

操作要点	图解
3. 抽滤,用冰冷的水洗涤,并用水重结晶(参考重结晶实验)。 (注意:彻底冷却后再抽滤,尽量减少水的用量,以减少产品的损失)(图18-4)。	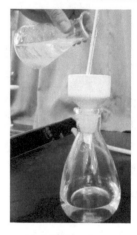 图18-4
4. 记录产量和乙酰苯胺的熔程,并计算产率。	

方法二:

操作要点	图解
1. 向锥形瓶中倒入125 ml水和4.5 ml浓盐酸,摇匀;混合物中加入4.6 ml苯胺。摇匀后水浴加热至50℃。 (提示:合成反应在水溶液中进行,苯胺在水中的溶解度3.4 g/100ml,加入浓盐酸,使其成为铵盐而增加在水中的溶解度,而在酸性条件下苯胺的亲核性下降,加入醋酸钠,铵盐部分被中和,使苯胺既有一定的亲核性又在水中有一定的溶解度)(图18-5)。	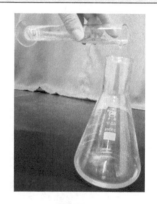 图18-5
2. 向另一50 ml烧杯中加入25 ml水和4.5 g醋酸钠(图18-6)。	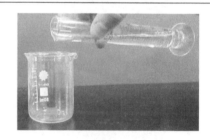 图18-6

操作要点	图解
3. 水浴加热苯胺盐酸盐溶液至 50℃（图 18 - 7）。	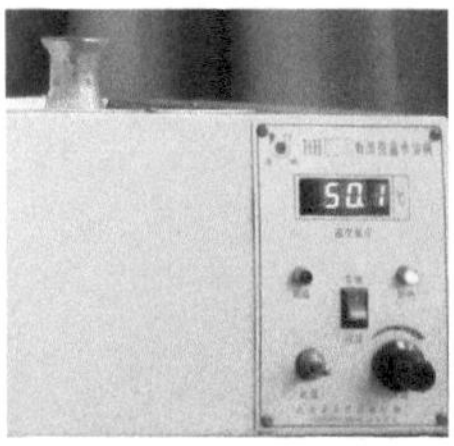 图 18 - 7
4. 向锥形瓶中加入醋酸酐 5 ml，振荡，使醋酸酐溶解。尽快一次性加入醋酸钠溶液，振荡锥形瓶。 （注意：苯胺与醋酸酐的反应应尽快发生，以防止醋酸酐与水反应生成乙酸，为此，醋酸酐一旦溶解，就应立即将醋酸钠加入反应瓶中）（图 18 - 8）。	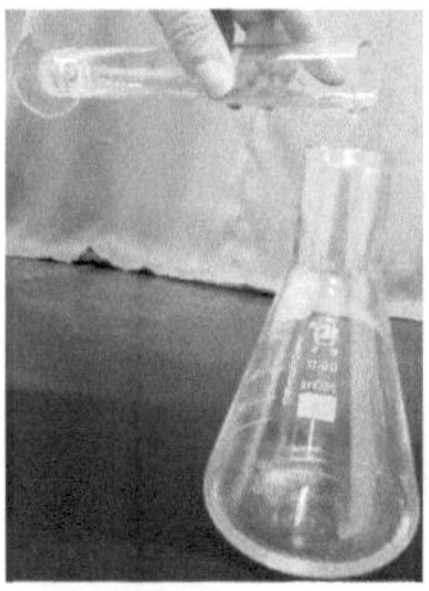 图 18 - 8
5. 置于冰水浴中冷却 20 分钟（图 18 - 9）。	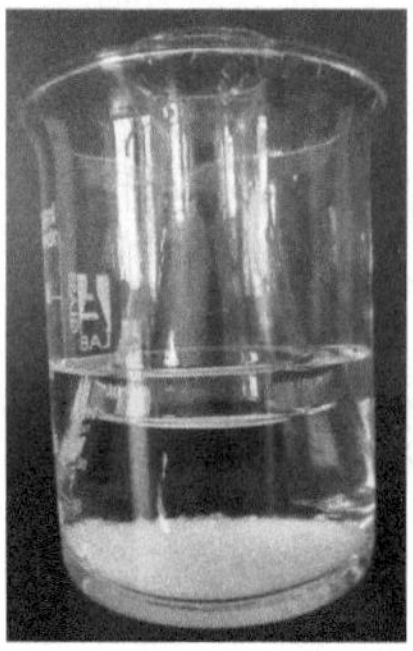 图 18 - 9
6. 抽滤产品，用少量冰水洗涤。	
7. 用水重结晶（参考重结晶实训）。	
8. 记录产量，计算产率；测定乙酰苯胺的熔点。	

四、实训结果

1. 乙酰苯胺的熔点

2. 乙酰苯胺的产率

实训思考

1. 方法一反应时为什么要将分馏柱上端的温度控制在 100～110℃之间？

2. 实训中加入锌粉的目的是什么？

3. 将苯胺转变成乙酰苯胺，乙酰化试剂有哪些？ 它们的反应速度如何？

4. 乙酰胺能否用加热醋酸铵的方法制备？ 乙酰苯胺能否用加热醋酸苯胺的方法制备？

知识拓展

乙酰苯胺，学名 N-苯（基）乙酰胺，白色有光泽片状结晶或白色结晶粉末，是磺胺类药物的原料，可用作止痛剂、退热剂和防腐剂。用来制造染料中间体对硝基乙酰苯胺、对硝基苯胺和对苯二胺。在第二次世界大战的时候大量用于制造对乙酰氨基苯磺酰氯。乙酰苯胺也用于制硫代乙酰胺。在工业上可作橡胶硫化促进剂、纤维脂涂料的稳定剂、过氧化氢的稳定剂,以及用于合成樟脑等。还用作制青霉素 G 的培养基。

【乙酰苯胺的合成实训评分标准】

班级:　　　　姓名:　　　　学号:　　　　得分:

	测试项目	指标分值	测评标准				项目得分
			完全达到	基本达到	部分达到	少量达到	
1	实训原理	10	苯胺乙酰化反应的原理				
2	乙酰化反应	40	1. 正确使用托盘天平称量原料,正确使用量筒 2. 正确进行减压抽滤操作 3. 熟悉乙酰化反应的步骤				
3	精制	30	1. 滤瓶是否洗净 2. 是否用少量冰水洗涤,用水重结晶 3. 滤液是否析晶,并正确抽滤、洗涤得到纯品				
4	产品分析	10	1. 测定乙酰苯胺的熔点 2. 记录产量,计算产率				
5	实训态度	5	1. 实事求是的科学实训作风 2. 遵守实训规章制度、安全守则 3. 实验服保持清洁,认真操作,不高声谈笑				
6	实训习惯	5	1. 台面整洁、仪器摆放有序,爱护仪器、节约试剂 2. 操作规范,有条不紊,实训报告书写规范 3. 实训结束,能很好地做好收尾工作				
	总分						

测试时间:　　年　　月　　日　　考评教师:

任务十九　葡萄糖酸锌的合成

（2 课时）

【葡萄糖酸锌的合成实训预习提要】

专业、班级_____　　学号_____　　姓名_____

日期_____　　成绩_____　　指导教师签字_____

1. 预习实训原理。

2. 可否用如下的化合物与葡萄糖酸钙反应来制备葡萄糖酸锌？为什么？ ZnO, $ZnCO_3$, $ZnCl_2$, $Zn(CH_3COO)_2$。

3. 绘制实训流程图。

实训目的

1. 初步掌握含锌药物的制备方法。
2. 熟悉循环水泵使用技能,巩固减压过滤热、过滤操作技能。
3. 熟悉葡萄糖酸锌合成技能。

实训内容

一、实训原理

锌是人体所需的微量元素之一,具有多种生物作用,含锌的配合物是生物无机化学研究的重要领域之一。葡萄糖酸锌为白色或接近白色的结晶状粉末,无臭略有不适味,溶于水,易溶于沸水,15℃时饱和溶液浓度为 25%(质量分数),不溶于无水乙醇、氯仿和乙醚。

实验室用葡萄糖酸钙与等摩尔的硫酸锌反应,制得葡萄糖酸锌。其反应式如下:

$$Ca(C_6H_{11}O_7)_2 + ZnSO_4 \rightleftharpoons Zn(C_6H_{11}O_7)_2 + CaSO_4 \downarrow$$

过滤弃去 $CaSO_4$,即可得到 $Zn(C_6H_{11}O_7)_2$。

二、实训用物

1. 仪器　烧杯、蒸发皿、布氏漏斗、吸滤瓶、水循环真空泵、恒温水箱、温度计。
2. 试剂　$ZnSO_4 \cdot 7H_2O$;葡萄糖酸钙;95%乙醇。

三、操作要点

操作要点	图解
1. 称取 $ZnSO_4 \cdot 7H_2O$ 13.4 g。	
2. 放入烧杯中,加入 80 ml 蒸馏水。	

操作要点	图解
3. 加热至 80～90℃ 使之完全溶解。再逐渐加入葡萄糖酸钙 20 g，并不断搅拌。加完料后，在 90℃ 水浴上保温 20 分钟(图 19-1)。	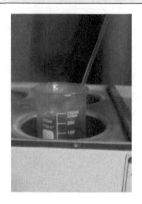 图 19-1
4. 趁热抽滤除去 $CaSO_4$ 沉淀。	
5. 滤液移至蒸发皿中并在沸水浴上浓缩至黏稠状(图 19-2)。	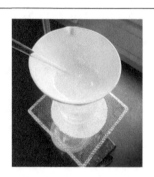 图 19-2
6. 滤液冷至室温，加 95% 乙醇 20 ml 并不断搅拌，此时有大量的胶状葡萄糖酸锌析出(图 19-3)。	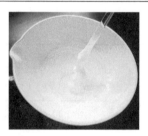 图 19-3

操作要点	图解
7. 充分搅拌后,用倾析法去除乙醇液(图 19-4)。	 **图 19-4**
8. 在沉淀上再加 95% 乙醇 20 ml,充分搅拌后,沉淀慢慢转变成晶体状,抽滤至干,即得粗品(母液回收)(图 19-5)。	 **图 19-5**
9. 用水重结晶(参考重结晶实训)。	
10. 50℃烘干。	

四、实训结果

1. 外观观察

2. 产率

实训思考

1. 在滤液中加入 95% 乙醇的作用是什么?

2. 为什么制备反应需保持在 90℃ 的恒温水浴中?

知识拓展

人们用含锌药炉甘石($ZnCO_3$)治病始于三千多年前的古埃及。1934 年 Todd 指出锌是人体必需微量元素;1961 年 Prasad 首先发现人体缺锌可引起疾病,并用锌制剂治疗伊朗乡村病获得成功。

锌对维持机体的正常生理功能起着重要作用,目前已知锌存在于人体 70 种以上的酶系中,如呼吸酶、乳酸脱氢酶、碳酸脱氢酶、DNA 和 RNA 聚合酶、羧肽酶等,是人体必不可少的微量元素之一。锌与核酸、蛋白质的合成,与碳水化合物、维生素 A 的代谢以及胰腺、性腺和垂体的活动都有关系。补充锌可加速学龄儿童的生长发育,改善食欲和消化机能,预防感冒。补锌可增强创伤组织的再生能力,促进术后创伤愈合,增强免疫功能。但体内锌过量时可抑止铁的利用,发生顽固性贫血等一些疾病。

食物中锌含量较高的有牛肉、羊肉、鱼类、动物肝脏、蘑菇等。治疗性用药过去常用硫酸锌和醋酸锌等。口服硫酸锌后由于在胃液中发生 $2HCl + ZnSO_4 \rightleftharpoons ZnCl_2 + H_2SO_4$ 的反应,产生的 $ZnCl_2$ 是具有毒性的强腐蚀剂,可致胃黏膜损伤,故硫酸锌需在饭后服用,但吸收效果受到影响。现在多采用葡萄糖酸锌作为补锌的药物。在含锌相近的剂量下,葡萄糖酸锌的生物利用度约为硫酸锌的 1.6 倍。

【葡萄糖酸锌的合成评分标准】

班级：   姓名：   学号：   得分：

测试项目		指标分值	测评标准				项目得分
			完全达到	基本达到	部分达到	少量达到	
1	实训原理	10	合成葡萄糖酸锌的反应原理				
2	合成反应	40	1. 正确使用托盘天平称量原料,正确使用量筒 2. 正确进行趁热减压抽滤操作 3. 滤液在沸水浴上浓缩至黏稠状 4. 冷至室温,加95％乙醇并不断搅拌(此时有大量的胶状葡萄糖酸锌析出) 5. 充分搅拌,沉淀转变成晶体状				
3	精制	40	1. 滤瓶是否洗净 2. 趁热抽滤,滤液是否析晶,并正确抽滤、洗涤得到纯品 3. 加乙醇充分搅拌,析出结晶 4. 抽滤得精品				
4	实训态度	5	1. 实事求是的科学实训作风 2. 遵守实训规章制度、安全守则 3. 实验服保持清洁,认真操作,不高声谈笑				
5	实训习惯	5	1. 台面整洁、仪器摆放有序,爱护仪器、节约试剂 2. 操作规范,有条不紊,实训报告书写规范 3. 实训结束,能很好地做好收尾工作				
总分							

测试时间：   年   月   日   考评教师：

任务二十　茶叶中咖啡因提取

（6课时）

【茶叶中咖啡因提取实训预习提要】

专业、班级_____　　学号_____　　姓名_____

日期_____　　成绩_____　　指导教师签字_____

1. 预习实训原理。

2. 索氏提取器的原理是什么？与直接用溶剂回流提取比较有何优点？

3. 提取器由哪几部分组成？

4. 绘制实训流程图。

实训目的

1. 学习天然药物提取的方法。
2. 连续提取的原理,理解升华提取的原理。
3. 掌握索氏提取器的使用和连续提取技能,巩固加热回流、蒸馏操作技能。
4. 掌握加热、升华操作技能。

实训内容

一、实训原理

茶叶中的主要成分是纤维素,咖啡因含量占 $1\%\sim5\%$,此外还含有丹宁酸(亦称为鞣酸) $11\%\sim12\%$、色素(约占 0.6%)及蛋白质等。咖啡因又叫咖啡碱,是弱碱性化合物,在三氯甲烷、水及无水乙醇中的溶解度分别为 12.5%、2%、2%。丹宁酸是由多种多元酚的衍生物所组成的具有酸性的混合物,部分组成可溶于水和乙醇。所以用乙醇、三氯甲烷提取茶叶,所得提取液含有丹宁酸和叶绿素等,向提取液中加入碱,可使丹宁酸转化为盐,即能使咖啡因游离出来,然后用升华法提纯。

索氏提取器由圆底烧瓶、提取筒和回流冷凝管组成。它利用溶剂回流及虹吸原理,使固体物质连续不断地被纯的热溶剂所萃取。当溶剂加热沸腾时,溶剂蒸气通过提取筒侧面的玻璃管上升经提取筒上部进入冷凝管,在回流冷凝管中冷凝成液体后,就会滴入提取筒中,溶剂在提取筒内蓄集,同时与滤纸筒内的固体接触,将固体中的可溶物质浸取出来。当提取筒内的提取液液面超过虹吸管的最高处时,即发生虹吸,流回烧瓶。溶剂再加热气化、冷凝、提取、虹吸,如此循环反复,使固体中的可溶物质逐渐富集到烧瓶中。这一过程可连续不断地自动进行。

优点:①减少了溶剂的用量,缩短了提取时间,因而效率较高。②无需固液分离,作用导热好,样品受热均匀,测定结果准确。

二、实训用物

1. 仪器　索氏提取器、加热套、烧瓶、球形冷凝管、锥形瓶、量筒、蒸发皿、漏斗、滤纸。
2. 试剂　茶叶末、乙醇、生石灰。

三、操作要点

操作要点	图解
1. 称取茶叶末 8 g,在研钵中研成细末后置入索氏提取器滤纸套筒中。在圆底烧瓶内加入 90 ml 乙醇和 2 粒沸石,水浴加热。 （注意:滤纸套筒大小既要紧贴器壁,又能方便取放,其高度不得超过虹吸管;滤纸包茶叶末时要紧密,防止漏出堵塞虹吸管;滤纸套上面折成凹形,以保证回流液均匀浸润萃取物)(图 20 - 1)。	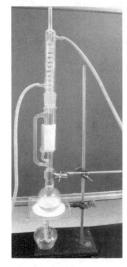 图 20 - 1
2. 连续提取 2～3 小时后(虹吸现象发生 6～7 次),至提取液颜色很淡为止。待冷凝液刚刚虹吸下去时,立即停止加热(图 20 - 2)。	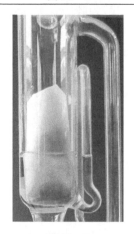 图 20 - 2
3. 取下索氏提取器,改为蒸馏装置回收提取液中的大部分乙醇(图 20 - 3)。	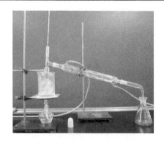 图 20 - 3

操作要点	图解
4. 再把残液倒入蒸发皿中，拌入 3～4 g 生石灰粉（图 20 - 4）。	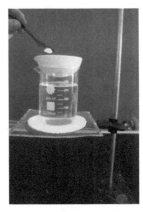 图 20 - 4
5. 在蒸汽浴上焙炒片刻，务必除去水分，以免在升华开始时产生大量的烟雾，污染器皿。冷却后，擦去粘在边上的粉末，以免升华时污染产物（图 20 - 5）。	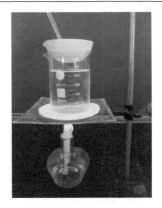 图 20 - 5
6. 在蒸发皿上盖上扎有小孔的滤纸，用合适的漏斗扣在滤纸上，用少许脱脂棉疏松地堵在漏斗口径处，在酒精灯上小心加热升华，当滤纸上出现白色针状结晶时，要适当控制火焰，控制好加热温度，尽可能使升华速度放慢。温度过高，会引起产品炭化，把一些有色的物质带出，影响产品纯度。如发现有棕色烟雾时，即升华完毕，停止加热（图 20 - 6）。	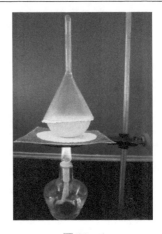 图 20 - 6

操作要点	图解
7. 自然冷却，收集漏斗壁和滤纸上的结晶，得到精品(图 20-7)。	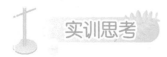 图 20-7
8. 测定熔点。	

四、实训结果

1. 产品性状

2. 产品熔点

实训思考

1. 升华前加入生石灰起什么作用？

2. 进行升华操作时应注意什么？

知识拓展

咖啡因是弱碱性化合物，可溶于氯仿、丙醇、乙醇和热水中，难溶于乙醚和苯(冷)。纯品熔点 235~236℃，含结晶水的咖啡因为无色针状晶体。咖啡碱具有刺激心脏、兴奋大脑神经和利尿等作用。主要用作中枢神经兴奋药。它也是复方阿司匹林(A. P. C)等药物的组分之一。现代制药工业多用合成方法制得咖啡因。

【茶叶中咖啡因提取实训评分标准】

班级：　　　　　姓名：　　　　　学号：　　　　　得分：

测试项目		指标分值	测评标准				项目得分
			完全达到	基本达到	部分达到	少量达到	
1	实训原理	10	1. 连续提取的原理 2. 升华提取的原理				
2	索氏提取	40	1. 正确使用托盘天平称量原料,正确使用量筒 2. 滤纸套筒大小高度合适,滤纸包茶叶末时要紧密,滤纸套上面折成凹形 3. 正确安装提取装置 4. 回流要加沸石 5. 连续提取至提取液颜色很淡为止				
3	升华提取	40	1. 回收提取液中的大部分乙醇(蒸馏前要加沸石) 2. 在蒸汽浴上蒸干残液(拌入生石灰粉) 3. 隔着石棉网加热焙炒片刻(务必除去水分) 4. 在蒸发皿上盖上扎有小孔的滤纸,用合适的漏斗扣在滤纸上,用少许脱脂棉疏松地堵在漏斗口径处 5. 加热升华(控制好加热温度,尽可能使升华速度放慢) 6. 如发现有棕色烟雾时,即停止加热 7. 收集漏斗壁和滤纸上的结晶,得到精品 8. 测定熔点				
4	实训态度	5	1. 实事求是的科学实训作风 2. 遵守实训、实训规章制度、安全守则 3. 实训服保持清洁,认真操作,不高声谈笑				
5	实训习惯	5	1. 台面整洁、仪器摆放有序,爱护仪器、节约试剂 2. 操作规范,有条不紊,实训报告书写规范 3. 实训结束,能很好地做好收尾工作				
	总分						

测试时间：　　年　　月　　日　　　考评教师：

任务二十一 对乙酰氨基酚的合成

（3课时）

【对乙酰氨基酚的合成实训预习提要】

专业、班级_____ 学号_____ 姓名_____

日期_____ 成绩_____ 指导教师签字_____

1. 预习实训原理。

2. 比较醋酐和醋酸作为酰化剂的差异。

3. 绘制实训流程图。

实训目的

1. 掌握对乙酰氨基酚制备的基本操作技术。
2. 掌握易被氧化产品的重结晶精制和减压过滤等基本方法。
3. 了解选择性乙酰化对氨基酚的氨基而保留酚羟基的原理和方法。

实训内容

一、实训原理

对乙酰氨基酚,俗称扑热息痛,是典型的非甾体的解热镇痛药物。临床上可用于治疗伤风、感冒、头痛、发烧、神经痛、关节痛及风湿病等。对乙酰氨基酚化学名为:N-(4-羟基苯基)乙酰胺,化学结构式为:

$$\text{H}_3\text{C}-\overset{\overset{\displaystyle O}{\|}}{\text{C}}-\text{NH}-\!\!\!\!\bigcirc\!\!\!\!-\text{OH}$$

对乙酰氨基酚为白色针状或板状结晶,mp. 168～170℃,易溶于热水和乙醇中,可溶于丙酮、氯仿,微溶于水。

合成路线如下:利用醋酐在酸性条件下形成乙酰正离子,进攻对氨基苯的氨基,从而完成乙酰化反应。由于对氨基酚中对氨基的活性要大于酚羟基,所以在计算量的醋酐可以与对氨基酚在热水中完全反应(N-乙酰化反应),而保留酚羟基避免乙酰化。

$$\text{H}_2\text{N}-\!\!\!\!\bigcirc\!\!\!\!-\text{OH} + (\text{CH}_3\text{CO})_2\text{O} \xrightarrow{\text{CH}_3\text{COOH}} \text{H}_3\text{NCCOHN}-\!\!\!\!\bigcirc\!\!\!\!-\text{OH}$$

二、实训用物

1. 仪器　锥形瓶(150 ml×2 只)、温度计、50 ml 量筒、布氏漏斗、药匙、250 ml 抽滤瓶、恒温水浴锅、试管、不锈钢刮刀、天平、玻璃棒。

2. 试剂　对氨基苯酚、亚硫酸氢钠(固体)、0.5%亚硫酸氢钠溶液、三氯化铁试液、碱性β-萘酚试液、亚硝酸钠试液、稀盐酸。

三、操作要点

（一）乙酰化

操作要点	图解
1. 称取 10 g 对氨基酚置于干燥的 150 ml 的锥形瓶中，加入水 30 ml，醋酐 12 ml，小心振摇混匀（图 21-1）。	 图 21-1
2. 在 80℃左右的水浴中加热反应 30 分钟。	
3. 取出锥形瓶，放冷，待晶体析出后，用布氏漏斗抽滤，滤饼以 10 ml 冷蒸馏水分两次洗涤，抽干。	
4. 干燥。	
5. 得白色结晶性对乙酰氨基酚粗品（图 21-2）。	 图 21-2

（二）精制

操作要点	图解
1. 将所得对乙酰氨基酚粗品置于 150 ml 锥形瓶中，加入水 60 ml，于水浴上加热溶解。	

操作要点	图解
2. 加入约 1 g 的活性炭,煮沸 5 分钟脱色(图 21 - 3)。	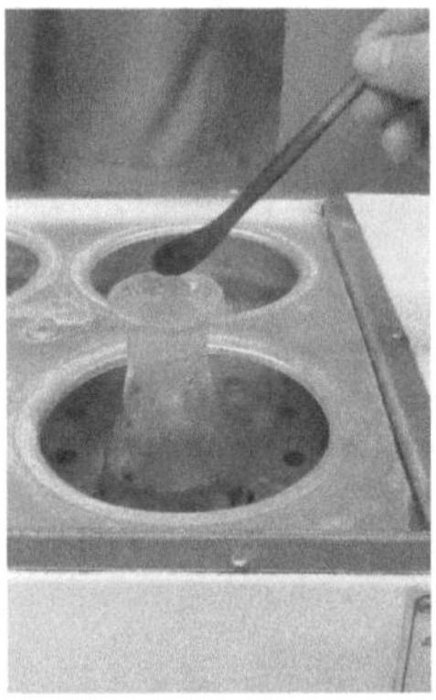 图 21 - 3
3. 在吸滤瓶中先加入 0.5 g 亚硫酸氢钠,然后趁热过滤(图 21 - 4)。	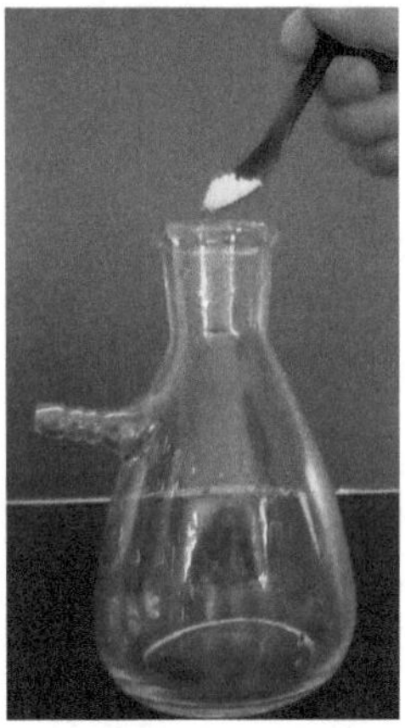 图 21 - 4
4. 滤液放冷析出结晶,过滤,滤饼用 0.5% 亚硫酸氢钠溶液 6 ml 分 2 次洗涤,抽干。	
5. 干燥,得到白色的对乙酰氨基酚纯品(图 21 - 5)。	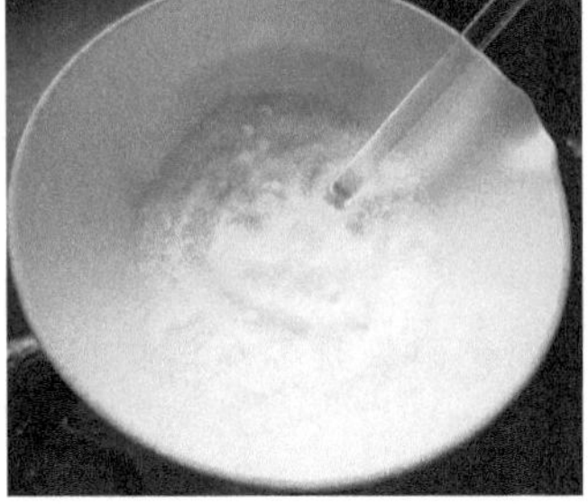 图 21 - 5
6. 测熔点,mp. 168~170℃,计算收率。	

四、实训提示

1. 对氨基酚原料的质量是影响对乙酰氨基酚产量和质量的关键,所使用的对氨基酚应该为白色或是淡黄色颗粒状结晶,mp. 192 ~ 184℃。

2. 乙酰化反应的温度不宜太高,否则增加副产物的生成;反应中醋酐可以选择性地酰化对氨基而不与酚羟基作用。如果用醋酸代替醋酐,将会难以控制氧化副反应的发生,反应时间长,产品质量差。

3. 加入亚硫酸氢钠可以防止对乙酰氨基被空气氧化,但亚硫酸氢钠的浓度不宜过高,否则会影响产品的质量(中国药典 2005 版上有亚硫酸盐的检查项目)。

五、实训结果

1. 对乙酰氨基酚的熔点

2. 对乙酰氨基酚的收率

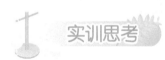

1. 乙酰化反应为什么选用醋酐做酰化剂,而不是用醋酸作酰化剂?

2. 对乙酰氨基酚在精制时加入少量的亚硫酸氢钠的作用是什么?

3. 对乙酰氨基酚中的特殊杂质是何物？它们是如何产生的？

【对乙酰氨基酚的合成实训评分标准】

班级：　　　　姓名：　　　　学号：　　　　得分：

	测试项目	指标分值	测评标准				项目得分
			完全达到	基本达到	部分达到	少量达到	
1	实训原理	5	对乙酰氨基酚的性质				
2	乙酰化反应	30	1. 正确使用托盘天平称量原料，正确使用量筒 2. 正确进行减压抽滤操作 3. 熟悉乙酰化反应的步骤				
3	对乙酰氨基酚的精制	40	1. 是否在对乙酰氨基酚溶解后加入活性炭进行脱色 2. 抽滤瓶是否洗净，是否加入 0.5 g 亚硫酸氢钠并趁热抽滤，收取滤液 3. 滤液是否析晶，并正确抽滤、洗涤得到纯品				
4	对乙酰氨基酚的鉴别	10	1. 对乙酰氨基酚是否与三氯化铁反应显蓝紫色 2. 重氮化偶合反应是否为阳性				
5	实训态度	5	1. 遵守实验、实训规章制度、安全守则 2. 实训服保持清洁，认真操作，不高声谈笑				
6	实训习惯	10	1. 台面整洁、仪器摆放有序，爱护仪器、节约试剂 2. 操作规范，有条不紊，实训报告书写规范 3. 实训结束，能做好收尾工作				
	总分						

测试时间：　　年　　月　　日　　考评教师：

任务二十二　阿司匹林的合成

（4 课时）

【阿司匹林的合成实训预习提要】

专业、班级_____　　学号_____　　姓名_____

日期_____　　成绩_____　　指导教师签字_____

1. 预习实训原理。

2. 写出主要试剂的物理常数及需要的用量、规格。

名称	分子量	性状	熔点	沸点	溶解度	使用量	规格

3. 本反应可能发生哪些副反应？产生哪些副产物？

4. 绘制实训流程图。

实训目的

1. 通过了解阿司匹林合成的原理和方法,加深对酯化反应的理解。
2. 了解阿司匹林的药用价值与历史。

实训内容

一、实训原理

阿司匹林(乙酰水杨酸)是一种广泛使用的解热镇痛药,用于治疗伤风、感冒、头痛、发烧、神经痛、关节痛及风湿病等。近年来,又证明它具有抑制血小板凝聚的作用,其治疗范围又进一步扩大到预防血栓形成,治疗心血管疾患。人工合成它已有百年,但由于它价格低廉,疗效显著,且防治疾病范围广,因此至今仍被广泛使用。阿司匹林化学名为 2-乙酰氧基苯甲酸,化学结构式为:

$$\begin{array}{c} \text{OCOCH}_3 \\ \text{苯环} \\ \text{COOH} \end{array}$$

阿司匹林为白色针状或板状结晶,mp.135~136℃(受热易分解,熔点难测准),无臭或微带醋酸臭,味微酸;遇湿气即缓水解。易溶于乙醇,可溶于氯仿、乙醚,微溶于水。在氢氧化钠溶液或碳酸钠溶液中溶解,但同时分解。

阿司匹林是由水杨酸(邻羟基苯甲酸)和乙酐合成的。水杨酸存在于自然界的柳树皮中,早在 18 世纪人类即已发现并提取了它,用于止痛、退热和抗炎,但它对肠胃刺激作用较大,因此作为药物渐被淘汰。由于水杨酸是一个既具有酚羟基又具有羧基的双官能团化合物,因此它能进行两种酯化反应。它与乙酐作用,可以得到乙酰水杨酸(阿司匹林)。

合成路线如下:利用醋酐在硫酸的催化下形成乙酰正离子,进攻水杨酸中的酚羟基,从而完成乙酰化反应。

$$\begin{array}{c}\text{OH}\\\text{苯环}\\\text{COOH}\end{array} + (\text{CH}_3\text{CO})_2\text{O} \xrightarrow{\text{H}_2\text{SO}_4} \begin{array}{c}\text{OCOCH}_3\\\text{苯环}\\\text{COOH}\end{array} + \text{CH}_3\text{COOH}$$

二、实训用物

1. 器材　托盘天平、试管。
2. 试剂　水杨酸(固体)、醋酐(密度 1.08 g/ml)、1% 三氯化铁试液、碳酸钠试液、稀硫酸、无水乙醇、试管。

三、操作要点

（一）酰化反应

操作要点	图解
1. 干燥锥形瓶里加入 6.3 g 水杨酸和 9.0 ml 醋酐(图 22-1),摇匀。	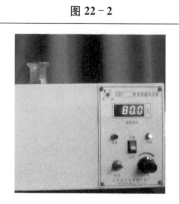 **图 22-1**
2. 混合物中加入 9 滴浓硫酸搅匀(图 22-2)。	**图 22-2**
3. 混合物放到 80℃ 左右的水浴中加热 10~20 分钟(图 22-3)。	**图 22-3**

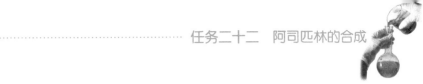

操作要点	图解
4. 冷却后向锥形瓶中加入 50 ml 蒸馏水(图 22 - 4)。	图 22 - 4
5. 冰水冷却 15 分钟(图 22 - 5)。	图 22 - 5
6. 直至白色晶体完全析出(图 22 - 6)。	图 22 - 6

操作要点	图解
7. 抽滤,并用 18 ml 蒸馏水分 3 次快速洗涤(图 22 - 7)。	图 22 - 7
8. 得到粗品(图 22 - 8)。	图 22 - 8

(二) 精制

操作要点	图解
1. 将所得粗品置于 150 ml 锥形瓶中,加入 20 ml 无水乙醇(图 22 - 9)。	图 22 - 9

操作要点	图解
2. 水浴上加热至阿司匹林全部溶解。	
3. 将粗品乙醇溶液倒入热水(60℃)(图 22 - 10)。(注意:有颜色可以加入活性炭加热脱色 10 分钟)	图 22 - 10
4. 趁热抽滤。	
5. 自然冷却至室温,直至白色晶体完全析出。	
6. 抽滤,并用 5 ml 50％乙醇洗涤 2 次,抽干。	
7. 置红外灯下干燥(干燥时温度不超过 60℃)。	
8. 计算收率,测熔点。	

四、实训提示

1. 乙酰化反应所使用的仪器、量具必须干燥无水。

2. 乙酰化反应的温度不宜太高,否则增加副产物的生成。

3. 抽滤后得到的固体,在洗涤时应该先停止减压,用玻璃棒将滤饼刮松并用水湿润后,再继续减压抽滤。

五、实训结果

1. 阿司匹林的收率

2. 产品的熔点

实训思考

1. 乙酰化反应如果有水进入会产生什么后果？为什么？

2. 阿司匹林精制为何滤液要自然冷却？如果快速冷却会有什么样的结果？

3. 在乙酰水杨酸重结晶时，为什么选择乙醇—水作为溶剂？

4. 本实训中加硫酸的目的是什么？

5. 若在生产中用氯仿重结晶精制阿司匹林行不行，为什么？

知识拓展

阿司匹林发展史

阿司匹林的传奇历史和人类文明几乎一样悠长。人类很早就发现了柳树类植物的提取物（天然水杨酸）的药用功能。

公元前400年，希腊医生希波克拉底给妇女服用柳叶煎茶来减轻分娩的痛苦。公元1763年，奇平诺顿（与牛津镇相邻）的爱德华斯顿用晒干的柳树皮给教区内的50位患有风湿热的病人治病。并在寄给伦敦皇家会的信上讲述了他的这一发现。1823年，在意大利，从柳树中提取出有用的成分，命名为水杨苷。1838年，瑞士和德国的研究者从绣线菊中同样发现了水杨苷。1853年，法国科学家从水杨苷中提取出水杨酸，但是对胃肠的刺激很大。1893年，德国科学家发现给水杨酸加上一个乙酰基，这样减少了它的刺激作用。1897年德国，拜耳公司的霍夫曼开发了并拥有人工合成水杨酸（或者叫阿司匹林）的专利。第一个临床试验开始了。1899年临床试验获得成功，阿司匹林成功投入市场。1914年，由于一战，国际药物贸易受到阻碍。澳大利亚的药学家GR尼古拉斯发明了一种提取阿司匹林的新方法。1930年，拜耳的专利没有了。阿司匹林变成了非专利药品。1994年，拜耳公司买回了阿司匹林的产权。

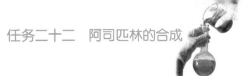

【阿司匹林的合成评分标准】

班级：　　　　　　姓名：　　　　　　学号：　　　　　　得分：

	测试项目	指标分值	测评标准				项目得分
			完全达到	基本达到	部分达到	少量达到	
1	实训原理	5	阿司匹林的性质				
2	酰化反应	45	1. 称取（水杨酸和乙酸酐的正确称取） 2. 乙酰化反应（确保整个体系无水，注意乙酰化反应的温度以及时间） 3. 晶体析出（要加入冷的蒸馏水，使晶体完全析出，抽滤前的晶体应搅碎） 4. 抽滤（滤纸大小要合适，以刚好盖住布氏漏斗孔隙为宜；抽滤前滤纸要用水先润湿抽紧；抽滤完后要先拔取抽滤皮管再关闭真空泵） 5. 洗涤（抽滤后得到的固体，在洗涤时应该先停止减压，用玻璃棒将滤饼刮松并用水湿润后，再继续减压抽滤）				
3	精制	30	1. 阿司匹林在无水乙醇中的完全溶解 2. 晶体的析出（要求静置，自然冷却） 3. 抽滤及洗涤（要求同上） 4. 精制后的样品应为白色针状或板状结晶				
4	鉴别	10	1. 鉴别反应过程的正确操作 2. 鉴别反应结果呈现正反应				
5	实训态度	5	1. 实事求是的科学实训作风 2. 遵守实训规章制度、安全守则 3. 实训服保持清洁，认真操作，不高声谈笑				
6	实训习惯	5	1. 台面整洁、仪器摆放有序，爱护仪器、节约试剂 2. 操作规范，有条不紊，实训报告书写规范 3. 实训结束，能很好地做好收尾工作				
	总分						

测试时间：　　　年　　月　　日　　　考评教师：

任务二十三　磺胺醋酰钠的合成

（2 课时）

【磺胺醋酰钠的合成实训预习提要】

专业、班级_____　　学号_____　　姓名_____

日期_____　　成绩_____　　指导教师签字_____

1. 预习实训原理。

2. 磺胺醋酰钠的合成中为什么乙酐和氢氧化钠交替滴加？

3. 磺胺类药物有哪些理化性质？

4. 绘制实训流程图。

实训目的

1. 通过磺胺醋酰钠的合成,理解控制 pH、温度等反应条件在药物合成中的重要性。
2. 熟悉利用主产物和副产物的理化性质差别来加以分离提纯的操作方法。
3. 掌握磺胺醋酰钠制备的原理和基本操作技术。
4. 进一步熟悉重结晶方法、成盐反应和分离提纯的基本操作。

实训内容

一、实训原理

磺胺醋酰钠用于治疗结膜炎、沙眼及其他眼部感染。磺胺醋酰钠化学名为 N-[(4-氨基苯基)-磺酰基]-乙酰胺钠-水合物,化学结构式为:

$$\text{NH}_2\text{—C}_6\text{H}_4\text{—SO}_2\text{NCOCH}_3(\text{Na}) \cdot \text{H}_2\text{O}$$

磺胺醋酰钠为白色结晶性粉末;无臭味,微苦。易溶于水,微溶于乙醇、丙酮等。

磺胺醋酰钠合成方法有两种:对乙酰氨基苯磺酰氯法和对氨基苯磺酰胺法。本次实验采用对氨基苯磺酰胺法,以对氨基苯磺酰胺为原料,在氢氧化钠溶液中加入醋酐加热,进行乙酰化反应,生成路线如下:

$$\underset{\text{SO}_2\text{NH}_2}{\text{NH}_2} + (\text{CH}_3\text{CO})_2\text{O} \xrightarrow[\text{pH12-13}]{\text{NaOH}} \underset{\text{SO}_2\text{NCOCH}_3(\text{Na})}{\text{NH}_2} \xrightarrow[\text{pH4-5}]{\text{HCl}} \underset{\text{SO}_2\text{NHCOCH}_3}{\text{NH}_2} \xrightarrow[\text{pH7-8}]{\text{NaOH}} \underset{\text{SO}_2\text{NCOCH}_3(\text{Na})}{\text{NH}_2}$$

二、实训用物

1. 仪器　搅拌机、温度计、300 ml 球形冷凝管、250 ml 三颈瓶、恒温水浴锅、10 ml 量筒、50 ml 量筒、100 ml 烧杯、250 ml 烧杯、吸滤瓶、布氏漏斗、抽气机、精密 pH 试纸、定性滤纸、不锈钢刮刀、药匙、滴管。

2. 试剂　药用磺胺、36%盐酸溶液、10%盐酸溶液、77%氢氧化钠溶液、22.5%氢氧化钠溶液、醋酐(CP)、醋酸(CP)、硫酸铜试液、活性炭。

三、操作要点

（一）磺胺醋酰的制备

操作要点	图解
1. 在装有搅拌装置、回流冷凝管及温度计的 250 ml 三颈瓶中,加入磺胺 17.2 g,22.5%氢氧化钠 22 ml。搅拌,于水浴上加热至 50~55℃。待磺胺溶解后,分次加入醋酐 4.5 ml,77%氢氧化钠 4.5 ml（首先,加入醋酐 3.5 ml,间隔 5 分钟后加入 77%氢氧化钠 2.5 ml；随后,每次间隔 5 分钟,将剩余的 77%氢氧化钠和醋酐分 5 次交替加入）。加料期间反应温度维持在 50~55℃；加料完毕继续保持此温度反应 30 分钟(图 23-1)。	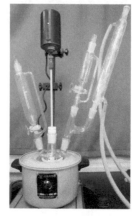 图 23-1
2. 反应完毕,停止搅拌,将反应液倾入 250 ml 烧杯中(图 23-2)。	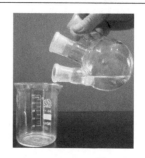 图 23-2
3. 加 30 ml 水稀释,冷却后用 36%盐酸调至 pH=7(图 23-3、图 23-4)。	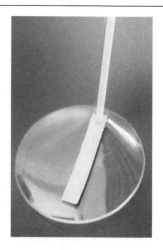 图 23-3

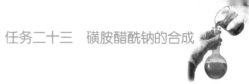

操作要点	图解
	图 23 - 4
4. 放置 30 分钟,并不时搅拌析出固体(图 23 - 5)。	图 23 - 5
5. 抽滤除去滤饼(图 23 - 6)。	图 23 - 6

161

操作要点	图解
6. 滤液用 36％盐酸调至 pH＝4～5,有固体析出(图 23－7)。	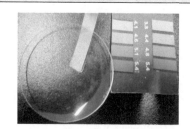 图 23－7
7. 抽滤,得白色粉末(图 23－8)。	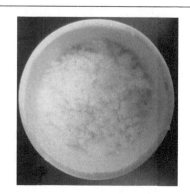 图 23－8
8. 用 3 倍量(3 ml/g)10％盐酸溶解抽滤得到的白色粉末,不时搅拌 30 分钟,尽量使单乙酰物成盐酸盐溶解(图 23－9)。	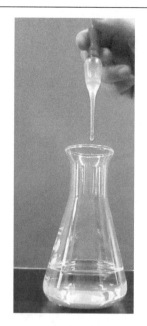 图 23－9

操作要点	图解
9. 再抽滤除去不溶物。	
10. 滤液加少量活性炭室温脱色 10 分钟,抽滤。	
11. 滤液用 40% 氢氧化钠调至 pH＝5,析出磺胺醋酰粗品(图 23－10)。	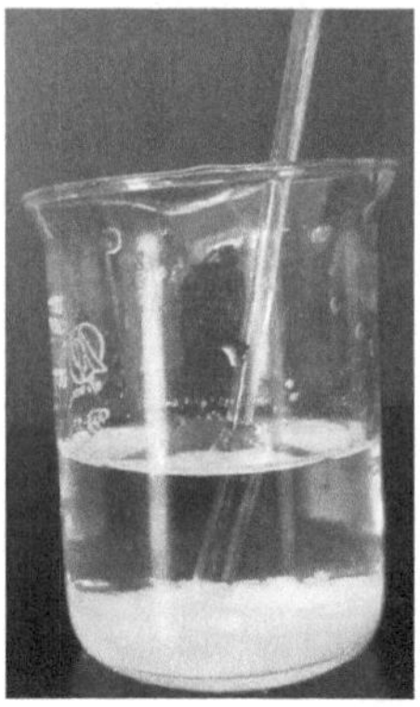 图 23－10
12. 抽滤,压干。	
13. 干燥,测熔点(mp. 179～182℃)。 [提示:若产品不合格,可用热水(1∶5)精制]	

(二) 磺胺醋酰钠的制备

操作要点	图解
1. 将磺胺醋酰置于 100 ml 烧杯中,于 90℃热水浴上滴加计算量的 20% 氢氧化钠至固体恰好溶解,溶液 pH 为 7～8(图 23－11)。	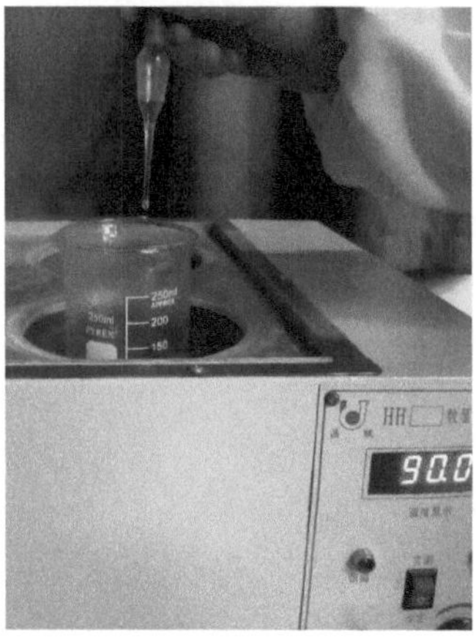 图 23－11

操作要点	图解
2. 趁热抽滤。	
3. 滤液转至小烧杯中冷却,析出结晶。	
4. 抽滤(用丙酮转移),压干(图 23 - 12)。	 图 23 - 12
5. 干燥,得磺胺醋酰钠纯品。	
6. 称重并计算收率。	

四、实训提示

1. 乙酰化反应时,22.5％的 NaOH 溶液是作为溶剂使用的,77％的 NaOH 溶液是作为缩合剂使用的。

2. 在反应过程中交替加料很重要,以使反应液始终保持一定的 pH(pH 为 12.0～13.0)。

3. 按实验步骤严格控制每步反应的 pH,以利于除去杂质。

4. 将磺胺醋酰制成钠盐时,应严格控制 20％ NaOH 溶液的用量,按计算量滴加。

由计算可知需 2.3 g NaOH,即滴加 20％ NaOH 11.5 ml 便可。因磺胺醋酰钠水溶性大,由磺胺醋酰制备其钠盐时若 20％ NaOH 的量多于计算量,则损失很大。必要时可加少量丙酮,以使磺胺醋酰钠析出。

$$\underset{\substack{214\\12.5}}{\overset{\text{NH}_2}{\boxed{}}\text{SO}_2\text{NHCOCH}_3} \;+\;\underset{\substack{40\\X}}{\text{NaOH}} \longrightarrow \overset{\text{NH}_2}{\boxed{}}\underset{\underset{\text{Na}}{|}}{\text{SO}_2\text{NHCOCH}_3} \;+\;\text{H}_2\text{O}$$

214 : 40＝12.5 : X　　　　X＝2.3 g

五、实训结果

1. 磺胺醋酰的熔点

2. 磺胺醋酰钠的收率

 实训思考

1. 乙酰化加碱的原因是什么？为何醋酐与氢氧化钠需要交替加入？

2. 乙酰化反应后有哪些副产品？如何分离？

3. 酰化液处理的过程中，pH＝7 时析出的固体是什么？pH＝5 时析出的固体是什么？10％盐酸中的不溶物是什么？

4. 反应碱性过强其结果磺胺较多,磺胺醋酰次之,双乙酰物较少;碱性过弱其结果双乙酰物较多,磺胺醋酰次之,磺胺较少,为什么?

知识拓展

磺胺类药物的作用机制

Wood-Fields 学说(代谢拮抗学说)认为磺胺类药物之所以能抑制细菌生长,是因为这一类药物能作用于细菌生长必需的对氨基苯甲酸(PAPB),使其蛋白质合成受阻。这一学说得到了近代分子模型实验的支持,即磺胺类药物的分子形状、大小及电荷分布与 PAPB 相似,因此能与 PAPB 竞争二氢叶酸合成酶,使细菌二氢叶酸的合成受到干扰,最终影响细菌蛋白的合成,阻碍其生长。

【磺胺醋酰钠的合成实训评分标准】

班级：　　　　姓名：　　　　学号：　　　　得分：

测试项目		指标分值	测评标准				项目得分
			完全达到	基本达到	部分达到	少量达到	
1	实训原理	10	磺胺醋酰钠合成反应原理				
2	合成反应	50	1. 正确使用托盘天平称量原料,正确使用量筒 2. 正确使用三颈瓶,正确加入反应物料 3. 正确控制反应温度 4. 正确进行抽滤、重结晶操作 5. 正确进行成盐反应的基本操作及分离提纯的操作技能				
3	鉴别	30	1. 是否正确加入反应试剂 2. 反应现象是否正确 3. 能否正确描述反应现象				
4	实训态度	5	1. 实事求是的科学实验作风 2. 遵守实训规章制度、安全守则 3. 实训服保持清洁,认真操作,不高声谈笑				
5	实训习惯	5	1. 台面整洁、仪器摆放有序,爱护仪器、节约试剂 2. 操作规范,有条不紊,实训报告书写规范 3. 实训结束,能很好地做好收尾工作				
总分							

测试时间：　　　年　　月　　日　　　考评教师：

任务二十四 苯妥英钠的制备

（4 学时）

【苯妥英钠合成实训预习提要】

专业、班级_____ 学号_____ 姓名_____

日期_____ 成绩_____ 指导教师签字_____

1. 预习实训原理。

2. 比较合成二苯乙二酮不同的工艺方法。

3. 合成苯妥英中加入醋酸钠的作用是什么？

4. 绘制实训流程图。

实训目的

1. 掌握不同氧化体系合成化学中间体二苯乙二酮、缩合反应及成盐制备苯妥因钠反应原理。

2. 熟悉苯妥因钠的性质。

3. 学会有害气体的排出方法,易水解药物的干燥方法。

4. 熟练操作真空干燥箱、减压过滤、磁力搅拌器及电热套的使用。

实训内容

一、实训原理

苯妥英钠,又名大伦丁钠,为抗癫痫药,适于治疗癫痫大发作,也可用于三叉神经痛及某些类型的心律不齐。

化学结构式为:

分子式:$C_{15}H_{11}O_2N_2Na$

本品为白色粉末,无臭、味苦。微有吸湿性,在空气中渐渐吸收二氧化碳析出苯妥英。

本品在水中易溶,水溶液呈碱性反应,溶液常因一部分被水解而变浑浊,能溶于乙醇,几乎不溶于乙醚和氯仿。

合成方法是以安息香为原料,经氧化,生成二苯乙二酮,在碱性醇溶液中与脲缩合后重排得苯妥因,再与碱成盐。

二、实训用物

1. 仪器设备　磁力搅拌器、电热套、温度计、蛇形冷凝管、圆底烧瓶、三口烧瓶、抽滤瓶、布氏漏斗、托盘天平、量筒、烧杯、熔点仪、电热恒温干燥箱、真空干燥箱、胶头滴管、pH 试纸、沸石。

2. 试药　安息香、醋酐、冰醋酸、硝酸(65%～68%)、脲、盐酸、氢氧化钠、乙醇、乙醚、三氯化铁、亚硝酸钠、活性炭。

三、苯妥英钠的制备操作要点

操作要点	图解
1. 二苯乙二酮的合成 方法一 (1) 取 8.5 g 安息香和 25 ml 硝酸(65%～68%)置于 250 ml 三口烧瓶中,安装冷凝器和气体连续吸收装置(在冷凝管顶端装一导管,将反应产生的气体通入水中),电热套加热并搅拌,逐渐升高温度,直至二氧化氮逸去(1.5～2 小时)(图 24-1)。	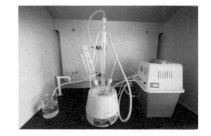 图 24-1
(2) 反应完毕,在搅拌下趁热将反应液倒入盛有 150 ml 冷水的烧杯中,充分搅拌,直至油状物呈黄色固体全部析出(图 24-2)。	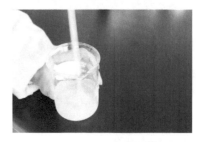 图 24-2
(3) 抽滤,结晶用水充分洗涤至中性,干燥,得粗品。用四氯化碳重结晶(1∶2),也可用乙醇重结晶(1∶25)(图 24-3)。	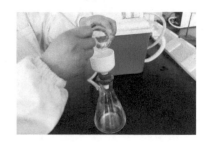 图 24-3

操作要点	图解
方法二 (1) 在 250 ml 三口烧瓶中加入 10.6 g 安息香、亚硝酸钠 10.8 g 及醋酐 30 g,在冰水浴冷却下,搅拌反应 30 分钟(图 24-4)。 (2) 加水 200 ml 溶解未反应的亚硝酸钠,抽滤,洗涤至中性,干燥得二苯乙二酮。	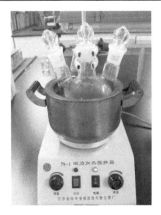 图 24-4
方法三 (1) 在装有蛇形冷凝管的 250 ml 三口烧瓶中,依次加入 $FeCl_3 \cdot 6H_2O$ 14 g,冰醋酸 15 ml,水 6 ml 及沸石 1 粒,在电热套上加热沸腾 5 分钟(图 24-5)。 (2) 稍冷,加入安息香 2.5 g 及沸石一粒,加热回流 50 分钟。稍冷,加水 50 ml 及沸石一粒,再加热至沸腾。 (3) 将反应液倾入 250 ml 烧杯中,搅拌,放冷,析出黄色固体,抽滤。结晶用少量水洗,干燥,得粗品(图 24-6)。	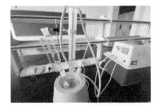 图 24-5 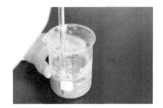 图 24-6
2. 苯妥因的合成 (1) 在装有搅拌及蛇形冷凝器的 250 ml 三口烧瓶中,投入二苯乙二酮 8 g,尿素 3 g,15% NaOH 25 ml,95% 乙醇 40 ml,开动搅拌,加热回流反应 60 分钟(图 24-7)。	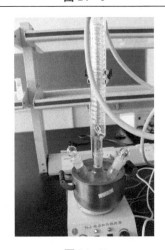 图 24-7

操作要点	图解
（2）反应完毕，反应液倾入到 250 ml 水中，加入 1 g 醋酸钠，搅拌后放置 15 分钟，抽滤，滤除黄色二苯乙炔二脲沉淀（图 24-8）。 （3）滤液用 15% 盐酸调至 pH＝6，放置析出结晶，抽滤，结晶用少量水洗，得白色苯妥英粗品（图 24-9）。	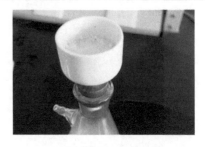 图 24-8 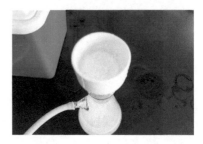 图 24-9
3. 苯妥因钠的合成 （1）将与苯妥英粗品等摩尔的氢氧化钠（先用少量蒸馏水将固体氢氧化钠溶解）置 100 ml 烧杯中后加入苯妥英粗品，水浴加热至 40℃，使其溶解（图 24-10）。 （2）加活性炭少许，在 60℃ 下搅拌加热 5 分钟，趁热抽滤，在蒸发皿中将滤液浓缩至原体积的 1/3（图 24-11）。 （3）冷却后析出结晶，抽滤。沉淀用少量冷的 95% 乙醇-乙醚（1:1）混合液洗涤，抽干，得苯妥英钠，真空干燥。	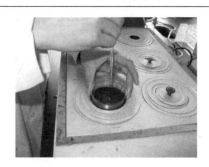 图 24-10 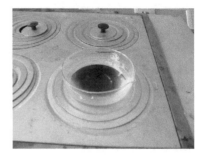 图 24-11
4. 计算得率。	

四、实训提示

1. $FeCl_3 \cdot 6H_2O$ 的固体很硬,称量时尽量要捣碎才能装入三颈瓶中。

2. 沸腾的判断,即关掉搅拌,关掉热源,静置时有冒泡现象。

3. 硝酸为强氧化剂,使用时应避免与皮肤、衣服等接触,氧化过程中,硝酸被还原产生氧化氮气体,该气体具有一定刺激性,故须控制反应温度,以防止反应激烈,大量氧化氮气体逸出。

4. 加入活性炭脱色时,不要在沸腾时加入,这样容易爆沸导致冲料。正确方法:溶液稍冷却,加入少量活性炭(用量为被提纯物质的 $1\%\sim5\%$)煮沸 $5\sim10$ 分钟,热过滤,取滤液。

5. 苯妥英钠为白色粉末,微有吸湿性,在空气中渐渐吸收二氧化碳析出苯妥英,所以需要用真空干燥。

6. 制备钠盐时,水量稍多,可使收率受到明显影响,要严格按比例加水。

7. 苯妥英钠可溶于水及乙醇,洗涤时要少用溶剂,洗涤后要尽量抽干。

五、实训结果

1. 计算各步产物的收率,并计算总得率

2. 测定熔点,判断产物纯度

实训思考

1. 采用硝酸氧化法制备二苯乙二酮时,为什么要控制反应温度使其逐渐升高?

2. 制备苯妥英为什么在碱性条件下进行?

3. 苯妥英钠为什么要真空干燥?

【苯妥因钠合成实训评分标准】

班级：　　　　　姓名：　　　　　学号：　　　　　得分：

测试项目		指标分值	测评标准				项目得分
			完全达到	基本达到	部分达到	少量达到	
1	实训原理	10	1. 二苯乙二酮的性质 2. 苯妥因钠的性质				
2	二苯乙二酮的合成	40	1. 正确理解各个方法的原理 2. 正确操作反应步骤 3. 学会气体吸收装置安装 4. 熟练重结晶、回流操作				
3	苯妥因合成	30	1. 正确称量反应物和投料 2. 是否用醋酸钠调节 pH 3. 是否除去杂质，并能用盐酸正确调节 pH				
4	苯妥因钠合成	10	1. 称取氢氧化钠的量合适，控制水量适中 2. 正确选用溶剂洗涤结晶				
5	实训态度	5	1. 实事求是的科学实训作风 2. 遵守实训规章制度、安全守则 3. 实训服保持清洁，认真操作，不高声谈笑				
6	实训习惯	5	1. 台面整洁、仪器摆放有序，爱护仪器、节约试剂 2. 操作规范，有条不紊，实训报告书写规范 3. 实训结束，能很好地做好收尾工作				
	总分						

测试时间：　　　年　　月　　日　　　考评教师：

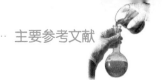

主要参考文献

[1] 宋海南,罗婉妹. 有机化学. 北京:人民卫生出版社,2012

[2] 宋海南. 医学化学. 合肥:安徽科技出版社,2008

[3] 王润玲. 药学专业化学实验Ⅱ. 北京:人民卫生出版社,2008

[4] 郭艳玲等. 有机化学及物理化学实验. 天津:天津大学出版社,2008

[5] 曹观坤. 药物化学实验技术. 北京:化学工业出版社,2008

[6] 吴泳. 大学化学新体系实验. 北京:科学出版社,1999

[7] 孙常晟. 药物化学. 北京:中国医药科技出版社,2002

[8] 姚宏. 药物化学. 北京:高等教育出版社,2010

[9] 王质明. 药物化学. 北京:化学工业出版社,2009